Wie bitte?

Der „Nicht-Ratgeber" für ein (un)bewussteres Leben

Wie bitte? - Svante Christoph Gehring

Wir danken Mark Oldenburg für seine kritischen Anmerkungen als erster Leser der Rohfassung.

Cornelia Ruess gilt unser Dank als Lektorin und Udo Bialas danken wir für die Umschlaggestaltung.

Beide Autoren danken gemeinsam Ihren Familien für die unermüdliche Unterstützung.

Wie bitte? - Svante Christoph Gehring

Wie bitte?

Der „Nicht-Ratgeber" für ein (un)bewussteres Leben

Der Arzt und sein Patient im Dialog

von Svante Christoph Gehring
(der Doc)
Für Sie kommentiert von Michael Kirschte
(der Patient)

Bibliografische Information der Deutschen Nationalbibliothek. Die Deutsche Nationalbibliothek verzeichnet diese Publikation in der Deutschen Nationalbibliografie; detaillierte bibliografische Daten sind im Internet über www.dnb.de abrufbar.

© 2016 Svante C. Gehring
Michael Kirschte

Herstellung und Verlag: BoD – Books on Demand, Norderstedt

ISBN: 978-3-7392-3681-0

Wie bitte? - Svante Christoph Gehring

Inhaltsverzeichnis

VORWORT 9

MEIN OBER- UND „SEIN" UNTERSTÜBCHEN 16

   BIN ICH UNZURECHENBAR? DAS UNBEWUSSTE UND SEINE GEFÜHLE 19

   AMBIVALENTE ZERRISSENHEIT UND DIE KUNST, DIE RICHTIGE ENTSCHEIDUNG ZU TREFFEN 29

   BEWUSST UND DENNOCH UNBEWUSST 36

   WENN DENKFEHLER DEN AUTOPILOTEN ZUM REGIERUNGSSPRECHER MACHEN 49

   UNSER SELBSTBILD IM SPIEGEL DER SELBSTTÄUSCHUNG: GLAUBEN ODER WISSEN? 53

   MIT DENKFEHLERN GEWINNE ODER VERLUSTE EINFAHREN ... 75

   SO LASSEN WIR UNS GERNE MANIPULIEREN 86

   UNSER GESELLSCHAFTLICHES VERHALTEN 93

KENNEN SIE DIE MITTE? - ICH NICHT! 109

   DIE KRISE ALS CHANCE – „PROVOZIERE MICH NICHT ODER BESSER DOCH!" 113

   DER „STEINZEITMENSCH" IM COMPUTERZEITALTER 115

   ALLES YIN ODER YANG ODER WAS? 117

   BEOBACHTEN, NICHT BEWERTEN 122

   BEWEGEN UND ESSEN MIT SPASS 125

   SOLL ICH MIT DEM RAUCHEN AUFHÖREN? 135

   VOM UNSINN DES GRÜBELNS, STELLE DEN STAATSFEIND NR. 1 141

   DIE GABE, KLEINEN BEGEBENHEITEN MIT AUFMERKSAMKEIT ZU BEGEGNEN 148

   ICH UND MEINE KOMMUNIKATION - VON SOZIOPATHEN UND SOZIALEM UMFELD 156

Wie bitte? - Svante Christoph Gehring

- Gemeinsam Einsam oder Einssein – Nützt mir Spiritualität? 165
- Teile des Ganzen oder Ganzes in Teilen - Das Körper-Geist-Kontinuum 173

DIE MACHT DES GLAUBENS UND WAS WISSEN SCHAFFT 180
- Wir glauben zu wissen und Wissen zu glauben 181
- Das Eine tun ohne das Andere zu lassen 189
- „Die Katze lebt" – in positiver Erwartungshaltung „Unschärfe" halten 190
- Liebe ist die einzige Wahrheit und Humor ihr Begleiter 197

WIE BITTE? MIT DEN RICHTIGEN FRAGEN ANS ZIEL! 201
- Die Fragen, denen wir uns unbedingt stellen sollten 202
- Die Fragen, die wir uns stellen können 207
- Die Fragen, die wir vergessen sollten 208

VOM HANDELN UND SEIN LEBEN LEBEN 209
- Üben, üben, üben 209
- Mit der eigenen Lebensphilosophie die Angst besiegen 211
- Der Tag, an dem das Wunder geschehen ist – ohne Ziel kein Weg 212
- Entscheidungen fällen oder eben auch nicht 215
- Sich selbst annehmen und dann mit Selbstverantwortung zur Heilung 217

NACHWORT 230

Wie bitte? - Svante Christoph Gehring

Vorwort

Nein, keine Angst, „Wie bitte" ist nicht schon wieder ein Ratgeber nach dem Strickmuster „Wenn du es nicht verstehst, bist du eben zu blöde". Kein Buch über „How to pimp up your life" im Guru-Stil oder in „Supercoach-Suggestionsmanier". Was aber dann? Wenn Sie sich erhofft hatten, ich würde mit Hilfe dieses Buches Ihren Kopf öffnen und mit Zauber und Magie an den richtigen Schrauben drehen und dann ist alles gut, vergessen Sie es. Verschenken Sie dieses Buch möglichst schnell!

Was ich den anderen Lesern bieten kann: Naive Fragen, interessante Beobachtungen, begründete Zweifel, ein wenig Provokation, subjektive Einsichten, vielleicht Anregungen und Handlungsoptionen, aber sicher keine Ratschläge - allenfalls Tipps! Ich pflücke Ihnen Blumen, Sie stellen aber bitte Ihren Strauß selbst zusammen. Würde ich Ihnen Ratschläge erteilen, würde ich mich über Sie erheben wollen. Wie war das noch mit der Würde? Alle Menschen sind gleich, nur manche sind offensichtlich „gleicher" und können es

Wie bitte? - Svante Christoph Gehring

sich herausnehmen, so ein Buch zu schreiben? Keine Angst, ich möchte Sie nicht in die Lebensjahre zurückversetzen, in denen Mama und Papa die Regeln aufstellten und Ihnen sagten, wo es lang geht! Ich versuche viel mehr mit diesem Buch in einen Dialog mit Ihnen einzutreten – auf Augenhöhe. Herr Michael Kirschte - ein Patient meiner Praxis – hat sich daher für Sie schon einmal ins Zeug gelegt und meine Ausführungen kommentiert. Diese sind in Grau unterlegt, damit Sie sie leichter erkennen! Ich erzähle etwas, er kommentiert es oder teilt Ihnen etwas mit, was für Sie wichtig sein könnte oder Sie sich vielleicht auch schon gedacht haben. Sie entscheiden dann selbst, ob Sie mir folgen wollen, ob meine Ideen auf Ihr Leben Anwendung finden könnten – hilfreich sind. Vielleicht spüren Sie auch nur, der Kerl könnte recht haben, dann müssen Sie selbst auf Entdeckungsreise gehen und Ihre ganz eigene, subjektive Wahrheit ausloten.

Ich verzichte in diesem „Nicht-Ratgeber"

Wie bitte? - Svante Christoph Gehring

weitgehend auf Quellenangaben, auch wenn ich hier und da Hinweise gebe, die Sie gerne „googeln" dürfen. Zu glauben, was die Wissenschaft glaubt zu wissen oder der Theologe weiß zu glauben, nützt uns an der Stelle nichts. Es macht dieses Buch weder objektiver noch heiliger. Ohnehin ist nur eines gewiss, dass wir nahezu nichts wissen und in der Unbeständigkeit des Lebens das einzig Beständige liegt!

Natürlich habe ich die eine oder andere Anregung selbst aus anderen Büchern oder wissenschaftlichen Aufsätzen gesogen, ganz subjektiv interpretiert und Ihnen als eigenes Gedankengut aufgearbeitet, so wie wir das jeden Tag mit unseren erlangten Informationen tun. Ein Plagiat bekommen Sie aber keinesfalls, auch wenn ich ebenfalls nur das Produkt meiner Umwelt bin, gefüttert mit externen Informationen, irgendwie abgespeicherten Erfahrungen und Einsichten, mit Einstellungen eingefärbt und vom momentanen Gefühlszustand beeinflusst. Ein Mensch eben, der

Wie bitte? - Svante Christoph Gehring

glaubt zu sein, was er ist und sich doch beträchtlich irren könnte, alles im Sinne des Standpunktes des Betrachters. Wie war das noch mit der Relativität? Im Sinne der Raumzeit können wir in der Bewegung durch den Raum hin zum Ereignis in die Zukunft sehen, in der Bewegung weg vom Ereignis in die Vergangenheit. Also, Zukunft, Gegenwart und Vergangenheit existieren jetzt, je nach Standpunkt und Bewegung des Beobachters (*Ihren momentanen Aufenthaltsort kenne ich nicht!*).

„Wie bitte" möchte Fragen stellen, ohne Ihnen die Antwort „so musst du es machen" zu geben. „Wie bitte" möchte trotzdem Anregungen geben, wie Sie von der „Höhe der Erkenntnis" in die Banalität „des täglichen Handelns" hinabsteigen könnten, nach dem Motto „So könnte es sein, so könnte ich das auf meine ganz eigene Art machen". Halt das allwissende Lächeln des Dalai Lamas in kleine Scheibchen geschnitten und in konkrete Schritte umgesetzt, die unser Leben hoffentlich zufriedener machen. Nein, Sie müssen „Gott sei Dank" den

Wie bitte? - Svante Christoph Gehring

Buddhismus nicht adoptieren und dies ist auch kein Buch darüber. Sie brauchen auch keine Kurse bei „Erleuchteten" zu buchen, um dann gleich die ganze Familie der Weisheit zu sich einzuladen. Ich möchte nicht, dass Sie anderen oder gar mir hinterherlaufen und dabei Ihren eigenen Weg verpassen. So oder so ähnlich meine ich es mit meinem Buch.

Was motiviert und qualifiziert mich, solch ein Buch zu schreiben? Vielleicht Arzt in eigener Praxis zu sein und sich täglich mit den Unzulänglichkeiten des Lebens konfrontiert zu sehen? Vielleicht weil ich wissenschaftlich gearbeitet habe? Vielleicht weil ich Trainer gegen Stress oder Hypnotherapeut bin oder an einer neuen Form der Persönlichkeitsentwicklung arbeite, dem Kat-Coaching (Katalysiertes Coaching)? Vielleicht weil ich mich in vielen Projekten engagiere? Vielleicht ist es die Erfahrungswelt und Liebe meiner Familie? Vielleicht weil ich die dritte Welt, den Urwald, die Wüste und das Meer bereist habe? Vielleicht weil

Wie bitte? - Svante Christoph Gehring

ich mich immer schon für Philosophie, Gehirnforschung und Kosmologie interessiert habe? Vielleicht auch nur weil ich ein Angeber bin mit Minderwertigkeitsgefühlen, der hier auf dicke Hose macht, sein Geltungsbedürfnis befriedigt oder von allen geliebt werden möchte? Kurzum, ich weiß es nicht. Fragen Sie mich bitte später wieder (s. Nachwort)

Wie bitte? Der Doktor weiß gar nicht, warum er das Buch schreibt? Was soll denn der Leser davon halten? Falls Sie sich diese Frage gerade stellen, kann ich Sie beruhigen. Er und/oder sein Unterbewusstsein wissen genau, was sie tun. Wer hier wen steuert, bekommen Sie vielleicht irgendwann beim Lesen heraus. Ich mische mich an dieser Stelle einfach einmal in sein Vorwort ein. Allerdings weiß ich noch gar nicht, wie er darauf reagiert und ob mein Kommentar überhaupt abgedruckt wird. Warum ich mich hier einmische? Ich bin ein Patient aus der Praxis vom Doc. Ich kann Ihnen versichern, er macht hier nicht auf

Wie bitte? - Svante Christoph Gehring

„dicke Hose". Er weiß ganz genau wovon er spricht und er schreibt das Buch aus Überzeugung für Sie. Wenn Sie bereit sind, sich auf seine Gedanken und Ideen einzulassen, werden Sie überrascht sein, zu welchen Veränderungen Sie selbst in der Lage sind. Es ist sein und nicht mein Vorwort und ich will mich deshalb kurz fassen. Aber Sie können sicher sein, Sie werden mir in dem Buch immer wieder einmal über den Weg laufen. Ich werde mich immer dann zu Wort melden, wenn ich glaube, etwas zu sagen zu haben oder einmal nicht der Meinung vom Doc bin. Lassen Sie sich überraschen.

Und noch einen Tipp zum Schluss: Überspringen Sie bitte keine Kapitel, sie bauen aufeinander auf. Sonst verstehen Sie die letzten Kapitel im Buch nicht mehr, die aber die wichtigsten für Ihr Leben sein könnten!

Wie bitte? - Svante Christoph Gehring

Mein Ober- und „sein" Unterstübchen

Die eigentlichen Prozesse in unserem Gehirn sind sehr komplex und erst im Ansatz erforscht. Daher versuche ich hier, ein stark vereinfachtes Bild der Zusammenhänge zu entwerfen. Es soll anwenderfreundlich sein und uns helfen, die Zusammenhänge zwischen den Verhaltensweisen von Menschen und ihren Erkrankungen besser zu verstehen.

Wenn ich hier von meinem Oberstübchen rede, meine ich die Anteile meines bewusst arbeitenden Großhirns, meines „Kulturhirns", das mich aus der Natur emporgehoben und „kultiviert" hat, zu dem gemacht hat, was ich heute glaube zu sein, ein „zivilisierter Mensch". Leider gibt es erschütternde Erkenntnisse der Hirnforschung, dass nicht dieser Teil des Gehirns mein alltägliches Handeln prägt, sondern eine Abteilung darunter, ältere und unbewusst arbeitende Zentren des Groß- und

Wie bitte? - Svante Christoph Gehring

Zwischenhirns. Mein „freier Wille" wird in den Zweifel gezogen, das Großhirn als „PR-Gag des Gehirns" angesehen. Ich soll von vorsteinzeitlichen Hirnstrukturen in archaischen Bahnen durchs Leben gelenkt werden.

Wie bitte? Lieber Doc, übertreiben Sie da nicht etwas? Ich fühle mich nicht als Steinzeitmensch, der nur das Deckmäntelchen unserer zivilisierten Gesellschaft umgelegt hat! Außerdem bin ich bisher davon ausgegangen, dass mein Verstand und ich immer noch selbst über mich entscheiden. Jetzt bin ich aber auf die Auflösung gespannt. Denn bisher steht hier erst einmal nur Ihre Behauptung im Raum bzw. im Buch.

Naja, schaut man sich in der Welt so um, wie Menschen mit sich und anderen oder der Natur umgehen, passt das doch - oder? Ich bin also nicht mein Herr, sondern Sklave meines, besser „seines" Unterstübchen, denn es scheint ja nicht zu mir bzw. meinem freien Willen zu gehören, aber zu wem

Wie bitte? - Svante Christoph Gehring

denn dann? Bin ich nur „kultiviert", weil ich durch Erziehung und die Bande der Gesellschaft für zivilisiert gehalten werde und fallen diese weg, verhalte ich mich dann wieder wie eine Wildsau? Eigentlich diskriminiere ich hier die Wildsau in Anbetracht der Schandtaten von Menschen z.B. in Kriegen. So würde sich eine Sau nun wirklich nicht verhalten! In der Tat spricht einiges dafür, dass wir (*besonders Männer*) einen Jagdtrieb in uns haben, der in bestimmten Situationen z.B. in Kriegen oder Kurzschlussaffekten wieder zu Tage tritt und uns in einen „Blutrausch" versetzen kann. Da kann man(n) schon mal das Fürchten bekommen – auch vor sich selbst!

Ganz ehrlich, ich brauchte auch Zeit, mich mit den Erkenntnissen der modernen Hirnforschung anzufreunden. Eines ist jedoch klar: Dieses Wissen dient uns nur, wenn es uns hilft, unser eigenes Verhalten und das unserer Mitmenschen zu erklären. Ich glaube auch, dass wir unserem Unterstübchen lange nicht so ausgeliefert sind, wie behauptet wird, wenn wir genügend über uns wissen und achtsam sind.

Bin ich unzurechenbar? Das Unbewusste und seine Gefühle

Wenn ich vom Verstands(V-)hirn (Intellekt) spreche, meine ich den weitgehend bewusst arbeitenden Anteil unseres Großhirns. Spreche ich vom Gefühls(G-)hirn, meine ich die weitgehend unbewusst arbeitenden Anteile unseres Groß- und Zwischenhirns. Hier befindet sich der Wohnsitz unseres inneren Wollens bzw. Nicht-Wollens. Das G-Hirn regelt in großen Teilen unser Hormonsystem aber auch unser Immunsystem und vegetatives Nervensystem, das wiederum das Herz-Kreislauf- und Verdauungssystem mit reguliert. Auch ist in diesem Hirnbereich so etwas wie ein Akku für unsere Lebensenergie und Kreativität angesiedelt. Damit hat das G-Hirn eine ganz schöne Macht. Müssten wir uns selber bewusst um diese ganzen Systeme kümmern, kämen wir wohl zu nichts

Wie bitte? - Svante Christoph Gehring

anderem mehr. Diese Schaltzentrale arbeitet nahezu vollautomatisch und somit eigentlich autark!

Das V-Hirn leistet „höhere" Rechenoperationen, verarbeitet unsere Sinnesmuster und lässt sie uns bewusst werden (*Sehen, Hören, Fühlen, Riechen und Schmecken*). So sollen wir optisch nur 1% unserer Umwelt tatsächlich erfassen, unser Gehirn „dichtet" 99% dazu. Wir ergänzen Formen, Farben und ordnen räumlich ein. Schließlich haben wir Erfahrungen, wie etwas zu sein hat. Auch wenn wir mit unseren Sinnen nur einen Bruchteil über unsere Umgebung erfahren können, reicht unsere selbstgestrickte innere Welt doch offensichtlich aus, uns erfolgreich durch die äußere Welt zu manövrieren. Das V-Hirn steuert dabei unseren Körper auch bei Bewegungsabläufen, Kommunikation und Handlungen.

Das G-Hirn hingegen entscheidet - im wahrsten Sinn des Wortes - instinktiv, ob etwas gut oder schlecht für uns ist, ob wir etwas wollen oder nicht-

Wie bitte? - Svante Christoph Gehring

wollen und dies blitzschnell und unbewusst. Auf dieser Instinktachse spielt gerne die Werbung mit uns, macht uns an dem einen Ende Wohlgefühle oder dem anderen Angst, damit wir ein Produkt erwerben. Dieser Instinkt war jedoch in der freien Wildbahn, und unser Gehirn hat sich seit jener Zeit kaum verändert, überlebenswichtig! Mit diesen blitzschnellen Entscheidungen des G-Hirns sind Gefühle gekoppelt (*z.B. Furcht bei Bedrohung*), die uns in Handlungsbereitschaft versetzen, aber es werden auch archaische (Abwehr-)Programme unseres Körpers gestartet, ohne dass wir das wissen. So wird bei Bedrohung der Körper mit einer erhöhten Muskelspannung und einem angeregten Herzkreislaufsystem auf den Kampf oder die Flucht vorbereitet. Nur ist es in der heutigen Zeit schwierig geworden, wenn der Chef einem mit neuer Arbeit bedroht, mit ihm zu kämpfen oder gar wegzulaufen. Da wir die überschüssige Energie des Kampf- und Flucht-Programmes nicht mehr „abarbeiten" können, zumindest nicht ohne Sanktionen zu erwarten, können sich mit der Zeit Stresssymptome

Wie bitte? - Svante Christoph Gehring

einstellen. Wir kennen sie alle: z.B. verspannte Nackenmuskulatur (*will da einer mit dem Kopf durch die Wand?*), Herzklopfen und erhöhter Blutdruck, um nur einige zu nennen. Auch die Anfälligkeit gegenüber Infektionen gehört dazu, denn bei Kampf und Flucht hemmt das körpereigende Kortison (Cortisol) das Immunsystem, schützt uns also akut vor Infektionen und Entzündungen und stellt den Stoffwechsel auf die Belastung ein. Bei langfristigen Belastungen schlägt diese positive Wirkung in negative um, Infektanfälligkeit, Stoffwechselstörungen (erhöhte Zucker- und Cholesterinspiegel) und Herzkreislauferkrankungen sind die Folge.

Also, bei vermeintlicher Gefahr startet das G-Hirn blitzschnell die Programme, da es die Macht hat, alle notwendigen Systeme zu regulieren, um sowohl unseren Körper als auch unseren Geist gegen die Bedrohung zu richten! Das kann bis hin zu Symptomen der „Schreckstarre" oder des „Sich-tot-Stellen" reichen. Beides kennen wir aus dem

Wie bitte? - Svante Christoph Gehring

Tierreich, wenn sich z. B. die Maus tot stellt und so der Katze entkommt. Langfristig drohen aber die Folgeerkrankungen (*z.B. Herzinfarkt*), wenn ich nicht lerne, die Zeichen der archaischen Lösungsversuche meines Gehirns mit den gestarteten (Abwehr-)Programmen, die mir mein Körper mit Symptomen anzeigt, zu lesen und gegenzusteuern! Das Symptom eines unspezifischen Schwindels könnte uns vor einem ungewissen Schritt warnen, denn es hat sich gezeigt, dass einige Primatenarten vor einem zu weit entfernten Ast durch das „Programm Schwindel" gewarnt werden (*Menschenaffen haben immerhin eine bis zu 99,4%ige genetische Verwandtschaft zum Menschen*). So kann das Symptom „Naselaufen" die Reaktion auf eine kalte Umgebungsluft sein, vielleicht weist es uns aber auch auf ein unterkühltes Betriebsklima hin? Gehen wir noch etwas weiter. Wenn ich Beklemmungsgefühle am Hals oder im Brustkorb spüre, sollte ich mich fragen, wer oder was schnürt mir in meiner Umgebung den Hals zu oder sitzt mir

Wie bitte? - Svante Christoph Gehring

etwas oder jemand – symbolisch gesehen - auf dem Brustkorb. Will ich bei Asthma die „Verschmutzung" meiner Umgebung nicht einatmen oder könnten meine Magen-Darmprobleme damit zusammenhängen, dass es das eine oder andere „Unverdauliche" in meinem Leben gibt?

Mit anderen Worten: Jedes Lebewesen hat „gute" Gründe für seine Symptome und sein Verhalten, auch wenn wir sie nicht immer gleich verstehen! Oft verstehen wir uns ja nicht einmal selbst. Ich hoffe, ich unterstelle Ihnen hier nichts?

Wie bitte? Ich bin nicht immer Herr meines eigenen Gehirns? Es laufen auch noch irgendwelche Programme in mir ab, die mich krank werden lassen können? Und das passiert auch noch überwiegend von mir unbemerkt? Im Moment weiß ich noch gar nicht, wie ich damit umgehen soll.

Nein, so negativ möchte ich das nicht sehen, denn immerhin können solche Programme unsere

Wie bitte? - Svante Christoph Gehring

Reaktionen beschleunigen, sodass wir zunächst adäquat auf ein Stresssignal unserer Umwelt reagieren. Außerdem können wir jederzeit gegensteuern, wenn wir gelernt haben, unsere Symptome zu lesen! So hat das V- auf das G-Hirn durchaus einen steuernden Einfluss, denn es kann z.B. Ängste beherrschen und, soweit wir die ablaufenden Programme und ihre Ursachen verstanden haben, uns veranlassen, in eine andere Richtung zu denken, zu fühlen oder zu handeln. Als Beispiel nehme ich einmal die Arbeitsbelastung in Ihrem Betrieb. Sie sind eh bereits am Limit und dann kommt ihr Chef und will Ihnen den nächsten Job aufs Auge drücken. Wie fühlen Sie sich? Schlafen Sie seit Wochen schlecht? Grübeln Sie über die Arbeit nach, die Sie nicht mehr schaffen können? Leiden Sie unter zunehmenden Ängsten, Kopfschmerzen, dauernden Verspannungen und Ihr Arzt hat Sie auf Ihren erhöhten Blutdruck angesprochen? Was tun? Eins ist sicher, wenn Sie nun in dieser Situation verharren, wird es schlimmer! Sie sollten wissen, dass Ihre Bewertung

Wie bitte? - Svante Christoph Gehring

des Vorfalls und Ihr Denken darüber Ihre Gefühle beeinflussen. Wie könnte nun die Lösung aussehen? Vielleicht indem Sie selber „Stopp" sagen und sich daran erinnern, dass Sie da ein Zentrum im V-Hirn haben, das Ängste und andere negative Gefühle in Ihnen steuern kann. Als Erstes könnten Sie anerkennen, dass Ihr Chef aller Wahrscheinlichkeit nach nicht mit böser Absicht gehandelt hat, sondern Sie als fähig und belastbar eingestuft hat und daher diesen Job nur Ihnen zukommen lassen wollte! Das war eine Auszeichnung, keine Anfeindung! Dann müssen Sie sich selber versprechen, dass Sie sich das Grübeln verbieten und wenn Sie sich dabei erwischen, sich mit etwas Angenehmen ablenken. Für mich ist Grübeln der „Staatsfeind Nr. 1" der Psyche, es zersetzt sie förmlich! Dazu später mehr. Natürlich hat Ihr V-Hirn inzwischen die Symptome Kopfschmerz, Verspannungen und erhöhter Blutdruck als Stresssymptome identifiziert und Sie lassen nun mit Sport, Entspannung und Plausch mit Ihren Freunden ordentlich Druck aus Ihrem Kessel

Wie bitte? - Svante Christoph Gehring

ab. Nun wissen Sie, Sie müssen nur noch mit dem Chef sprechen, sich bedanken für die Aufgabe, die er Ihnen zugedacht hat. Erklären Sie ihm, dass Sie auch weiterhin solche Herausforderungen von ihm übertragen bekommen möchten, dies ginge aber nur, wenn nicht auch das ganze Unwichtige an Ihnen hängen bliebe. Machen Sie ihm konstruktive Vorschläge, die sowohl in seinem und des Betriebs als auch in Ihrem Sinne sind. Letzteres lassen Sie natürlich nicht durchblicken! Sie werden sehen, es wird Ihnen bald besser gehen. Wenn nicht, schmeißen Sie das Buch in die Ecke und gehen Sie zu einem Arzt oder Psychotherapeuten, der Sie durch diese Situation *„hindurchcoacht"*.

Wie bitte? Oh man Doc, für wen soll ich mich jetzt entscheiden? Für „Ihre" Couch mit Ihrem Buch in der Hand oder für die Couch eines Therapeuten, oder vielleicht für gar nichts? Ganz schön provokativ, diese Ansage. Das gefällt mir, denn jetzt haben Sie mich herausgefordert und mein Ehrgeiz hat mich gepackt. Wenn Sie mir jetzt noch verraten,

Wie bitte? - Svante Christoph Gehring

wie Sie „bald" definieren? Schließlich will ich möglichst schnell erste Erfolge erleben. Ich will spüren, dass sich mein Einsatz auch lohnt. Das Beispiel mit dem Chef gefällt mir sehr gut. Ich habe Ihre Botschaft auch verstanden. Allerdings beschreiben Sie doch etwas den Idealzustand. Sie setzen voraus, dass mein, ich sage einmal ganz bewusst „Gegenspieler", meine Art der Handlung auch zulässt.

„Bald" heißt, dass Sie sich unmittelbar auf dem richtigen Weg befinden, der Erleichterung und Entlastung bringt. Denn wer erkennt, dass er unter Druck steht, ein Programm mit negativen Folgen in ihm abläuft und die Entscheidung trifft, dies zu ändern, ist für den Moment gerettet. Wer aus dieser Situation die richtigen Schlüsse zieht und lernt, ähnliche Ereignisse in Zukunft zu vermeiden, der ist für sein Leben gerettet. Ich empfinde die Zentren des Gehirns, die uns helfen solche Krisen zu meistern, als eine Art Geschenk unserer kulturellen und gesellschaftlichen Entwicklung! Dies gelingt auch, wenn mein „Gegenspieler" meine Art der Handlung nicht zulässt, denn es handelt sich bei mir ja zunächst einmal um einen inneren Prozess. Ggf. muss ich für den Moment etwas akzeptieren oder annehmen, z.B. weil mein „Gegenspieler" der Chef ist. Aber auch meinem Chef würde ich keine Macht über meine Gedanken und Gefühle geben und schon gar nicht darf er mir in meine Freizeitgestaltung hineinreden! Wir haben auf einmal die Wahl und sind nicht völlig unserem Gefühlshirn ausgeliefert. Wir können uns immer noch entscheiden, ob wir Sport treiben, um überschüssige Energie abzubauen oder ob wir bei Stress für genügend ausgleichende Momente in unserem Leben sorgen – ohne Chef.

Ambivalente Zerrissenheit und die Kunst, die richtige Entscheidung zu treffen

Wir sollten uns eines merken: Das innere Wollen oder Nicht-Wollen des G-Hirns ist immer mächtiger, als all die Vorstellungen und Wünsche unseres V-

Wie bitte? - Svante Christoph Gehring

Hirns! Im G-Hirn verstecken sich auch unsere (wahren) Wünsche nach Liebe und Anerkennung und die (wahren) Ziele für unser Leben und unsere Entwicklung. Ich nenne die Ausrichtung des G-Hirn daher auch den „inneren Kompass"! Versucht das V- das G-Hirn aus Vernunft klein zu regieren (*„du musst mir doch gehorchen"*), dreht das G-Hirn dem V-Hirn im wahrsten Sinne des Wortes den „Saft" ab. Dabei bleibt mein „innerer Kompass" auf meine Lebensziele (Pole) ausgerichtet, auch wenn die Realität und mein V-Hirn mich in eine andere Richtung drängen möchte. Diese Abweichung zum „inneren Kompass" misst das G-Hirn und erkennt, wir sind nicht mehr auf Kurs und versagt uns die Unterstützung. Dies geschieht über den Entzug von Hormon- und Botenstoffen, die sonst wichtig für die Funktion unserer Nervenzellen sind. Dann funktioniert meine Angstkontrolle gar nicht mehr, die Konzentration lässt nach, mir fehlt die Energie, sprich, ich werde depressiv oder stecke in einem Burn-out. Besonders zerreißt es uns, wenn wir in einem Ambivalenz-Konflikt stecken und das V-Hirn

Wie bitte? - Svante Christoph Gehring

sagt „Hü" (*„Du musst zur Arbeit gehen und Geld verdienen!"*) und das G-Hirn „Hott" (*„Bleibe zu Hause, die Arbeit bringt Dir keinen Spaß und die anderen mobben dich eh nur!"*). Wir entwickeln zahlreiche Symptome und werden aus gutem Grund krank! Daher ist es so wichtig, in sich hineinzuhorchen, zu erkunden, was man wirklich will und was eben nicht. Ohne die Ausrichtung unseres „inneren Kompasses" zu kennen, kommen wir in unserem Leben zu keinen Entscheidungen, die wieder beide Hirnanteile an einem Strang ziehen lassen. Ich weiß, das ist sicher einfacher gesagt, als getan. Schafft man diese Leistung nicht alleine, kann uns z.B. ein Hypnotherapeut, der unsere inneren Selbstorganisationskräfte anerkennt, auf unserem Weg behilflich sein.

Wie bitte? Lieber Doc, dass hört sich alles sehr gut an, aber ich bin nicht sicher, ob jeder Leser weiß, was ein Hypnotherapeut überhaupt macht und wie so eine Hypnotherapie vor sich geht. Bitte erkläre das doch einmal.

Wie bitte? - Svante Christoph Gehring

Ok, ok, *"da stelle mer uns janz dumm und fragen, wat is en Dampfmaschin?"* Nein, ich glaube, mit der Feuerzangenbowle kommen wir hier nicht weiter oder doch? Also, stellen Sie sich einmal vor, Sie wären die Dampfmaschine einer Lokomotive und stehen mächtig unter Druck. Ich bin dann als Hypnotherapeut derjenige, der alles – bescheidener – vieles über Dampfmaschinen weiß. Ich bin sozusagen der Maschinist Ihrer Maschine, die ich aber niemals antasten und verändern werde. Ich weiß lediglich, wo die Ventile sind und wie Druck abgelassen wird, gerade nur so viel, dass Sie gut in Ihrem Zug vorankommen - ohne zu explodieren! Ich kenne das Wesen Ihrer Maschine und biete Ihnen den Rahmen, damit sie gut funktionieren kann. Die Weichen stelle ich aber nicht. Kommen wir zurück zur Psyche, damit dieses Beispiel nicht anfängt zu hinken. Als Hypnotherapeut führe ich Sie in Trance, so eine Art Tagtraum, über den Sie, anders als im Nachttraum, die Kontrolle behalten. Jeder von uns hat Tranceerfahrungen im Alltag, z.B. wenn wir nicht mehr so richtig wissen, wie wir mit dem Auto

Wie bitte? - Svante Christoph Gehring

von A nach B gekommen sind, weil wir während der Fahrt unseren Urlaubserinnerungen nachhingen. Auf diese Weise, nur durch den Hypnotherapeuten kanalisiert, kommunizieren Sie mit Ihrem Unbewussten bzw. Teilen des G-Hirns und können kreative Lösungen erarbeiten. Im Vergleich dazu sind Sie beim nächtlichen Träumen zwar auch im Unbewussten unterwegs, es wird Ihnen aber schwerfallen, steuernd einzuwirken. Genauso ist es bei einer Bühnenhypnose, bei der unter raffinierten Vorausleseverfahren hoch sensitive Persönlichkeiten herausgefiltert werden, die sich der kompletten Steuerung des Hypnotiseurs hingeben. Diesen Kontrollverlust gibt es bei der Hypnotherapie nicht. Ein verantwortungsvoller Therapeut setzt ohnehin auf Ihre selbstorganisatorischen Kräfte, denn Sie sind mit dem Potential zu einer gesunden Psyche geboren worden und waren „live" dabei, als Sie von Ihrem Weg abgekommen, oder im Bild des Zuges bleibend, entgleist sind. Nur Sie sind der Profi ihres „inneren Kompasses" und kennen seine

Wie bitte? - Svante Christoph Gehring

Ausrichtung auf Ihren Lebenspol! Sie wissen daher am besten, wo es für Sie lang geht. Sie stellen für Ihr eigenes Leben die Weichen, der Hypnotherapeut sorgt nur dafür, dass Sie die Techniken zur Verfügung gestellt bekommen, um innere Widerstände und schädliche Programme Ihrer Psyche zu überwinden, soweit es Ihrem Fortkommen nützt. Er sorgt auch dafür, dass Sie nicht dem Glauben verfallen, dass V-Hirn hat die alleinige Macht und kann gegen das G-Hirn - Ihr inneres Wollen und Nicht-Wollen – vorgehen. Herr Kirschte, wenn Sie ergänzen wollen, übernehmen Sie!

Ok Doc, wenn Sie das wirklich wollen? Allerdings nicht mit einem „Wie bitte". Hier sollten wir ausnahmsweise einmal das Konzept verlassen. Also, das Beispiel mit dem Maschinisten finde ich gut. Es macht ziemlich deutlich, welche Rolle der Hypnotherapeut einnimmt. Wenn ich jetzt diesen Ansatz etwas weiter entwickle… Auch wenn jede Maschine grundsätzlich gleich gebaut ist, hat sie ihre Eigenarten. Diese gilt es behutsam und mit der notwendigen Geduld herauszufinden. Da steckt schon mehr dahinter, als ab und zu einmal an einer Schraube zu drehen um das Ventil zu öffnen. Hier ist ein hohes Maß an Vertrauen notwendig und die Bereitschaft, sich auf eine Reise in sein Unterbewusstsein einzulassen. Der Hypnotherapeut muss als Maschinist mit viel Einfühlungsvermögen ausgestattet sein. Keiner von beiden weiß vorher, welche Dinge das Unterbewusstsein zu Tage fördert. Die große Kunst besteht darin, damit spontan umzugehen. Stellen Sie sich vor, Sie entdecken auf der Reise ins ICH unangenehme oder verdrängte Erlebnisse. Wenn jetzt geschickt agiert wird, schaffen Sie für sich selbst eine eigene Lösung und keine, die Ihnen ein Fremder vorgibt. Sie kennen die Ausrichtung Ihres „inneren Kompasses". Wenn sich Ihnen etwas in den Weg stellt, wissen Sie nun, welchen Kurs Sie bebehalten wollen und lösen das Problem selbst. Sie werden hier unglaublich aktiv und entwickelten eine Strategie für die Zeit nach der Therapiesitzung. Es

Wie bitte? - Svante Christoph Gehring

sind Ihre Ideen und Lösungen. Genau das macht Sie dann stark. Sie müssen allerdings in der Lage sein, sich auf dieses unbekannte Abenteuer einzulassen. Ich kann nur sagen, seien Sie mutig und trauen Sie sich das zu. Fragen Sie doch einmal Ihr G-Hirn und wenn das Signal positiv ist, würde ich das ausprobieren! Ich habe viel über mich erfahren und ziemlich verrückte Erlebnisse gehabt. Nicht wahr, Doc?

Ja, das stimmt und besser hätte ich das nicht ausdrücken können!

Bewusst und dennoch unbewusst

Doch nun zu einer Instanz, die zwischen Verstands(V)- und Gefühls(G)-hirn geschaltet ist bzw. Teile aus beiden Hirnen umfasst, unser Bewusstsein, wir könnten auch sagen: Unser Ich-Bewusstsein. Auch das enthält nicht nur eine Instanz, sondern integriert viele Ich-Anteile. Es kann nach einem Trauma oder Unfall sogar Ich-Anteile

Wie bitte? - Svante Christoph Gehring

abspalten, z.B. empfinden wir dann unsere Schmerzen nicht mehr. „Multiple Persönlichkeiten" sind eine extreme Ausprägung dieses Sachverhaltes. Die große Leistung unseres Ich-Bewusstseins ist es allerdings, uns als eine konsistente Person erleben zu lassen und diese genauso konsistent der Umwelt zu präsentieren. In Wirklichkeit leben alle Anteile meines Lebens, meiner Biografie in mir. Ich bin irgendwo noch der kleine Junge, der mit großen Augen die Welt als Ganzes bewundert, der Jugendliche, der vor Sturm und Drang kaum zu bändigen ist und gleichzeitig der erwachsene, analytische Forschergeist, der alles in seine Einzelteile zerlegen möchte. Ich habe gleichzeitig widerstrebende Impulse und Gefühle in mir, will das Eine und kann das Andere nicht lassen. Erfülle mühelos mehrere Rollen, Familienvater, Ehemann, Freund, Funktionär, Arzt, Hypnotherapeut und fühle mich trotzdem konsistent - als das eine Ich.

Wie bitte? - Svante Christoph Gehring

Unser Bewusstsein kann dabei unsere Aufmerksamkeit steuern, z.B. auch darauf trainiert zu werden, in uns hineinzuhorchen, um die Signale unseres Körpers zu lesen oder Denkfehler zu erkennen (s. Kapitel über Denkfehler). Es kann mitunter verhindern, dass wir nur dem einen oder anderen Hirnanteil ausgeliefert sind. Sicherlich kennen Sie Menschen, die nur analytisch im V-Hirn sitzen und denen Sie etwas mehr (Takt)Gefühl wünschen würden. Sie kennen aber auch diejenigen, die uns nur mit ihren Gefühlen und emotionalen Ausbrüchen nerven, denen wir mehr Selbstreflektion und –analyse gönnen würden.

Allerdings sollte man wissen, dass das Bewusstsein in zwei Betriebsmodi läuft: den überwiegenden Teil des Tages im Autopilot(A)-modus (System I) und weitaus seltener im Selbststeuerungs(S)-modus (System II). Hierzu hat u.a. der Nobelpreisträger Daniel Kahneman einen Bestseller geschrieben („Schnelles Denken, langsames Denken"), der sich mit dem schnellen und langsamen Denken dieser

Wie bitte? - Svante Christoph Gehring

Bewusstseinsmodi und vergesellschafteten Denkfehlern beschäftigt.

Wir arbeiten die überwiegende Zeit des Tages in einer unbewussten Handlungsebene - im „Autopiloten"-Modus (System I). Der arbeitet vorwiegend mit Programmen, die wir uns in den ersten 6 Lebensjahren oder durch spätere Routineabläufe, z.B. bei der Arbeit oder beim Autofahren, angeeignet haben. Viele Beziehungsprogramme haben wir uns bereits in den ersten Lebensmonaten angeeignet, aus einer Zeit des non-verbalen, impliziten Lernens. Der „Autopilot" arbeitet spontan, voll automatisch, intuitiv, schnell und mit Stereotypen. Leider ist er fehleranfällig, dafür arbeitet er sehr sparsam auf niedrigem Energieniveau.

Wie bitte? Eben noch keimte die Hoffnung auf, ich könnte mit meinem Bewusstsein auf mich und meine Umgebung steuernd einwirken und nun erfahre ich, dass wir überwiegend benebelt und

Wie bitte? - Svante Christoph Gehring

vorbewusst durch unsern Alltag dümpeln und in einer Art „mentalen Schrotschuss-Technik" uns und unsere Umwelt bearbeiten sollen? Lieber Doc, hier ist Erklärungsbedarf!

Ja, ja, schon gut. Ganz so negativ darf man das nicht sehen, denn bei den unendlich vielen, kleinen Entscheidungen unseres Alltags scheint unser Autopilot doch ganz gute Arbeit zu leisten. Schlecht funktioniert der Autopilot nur, wenn es unübersichtlich wird, Zusammenhänge neu und zu komplex sind und wir keine Chance hatten, schnell rückgekoppelt, steigende Fähigkeiten zu entwickeln. So können wir intuitive Fähigkeiten im täglichen Miteinander anhäufen (*und auch da noch genügend Fehler machen und dazulernen*), da unser Gegenüber meist prompt auf unser Verhalten reagiert. Wir können aber wesentlich schlechter intuitiv auf Aktienverläufe oder wirtschaftliche Entwicklungen reagieren, da wir Monate bis Jahre auf die Ergebnisse warten müssen. Lange Zeiträume taugen nicht zum intuitiven Lernen.

Wie bitte? - Svante Christoph Gehring

Aber es besteht Hoffnung, denn wird, über das wache und die Aufmerksamkeit steuernde Bewusstsein, ein den Sympathikus aktivierender, den Verstand hinzuziehender Modus benötigt (*Pupillen weiten sich; bewusste Handlungsebene; System II*), steigt der Energiebedarf an (*das Gehirn verbrennt ausschließlich Kohlenhydrate*). Wir befinden uns dann auf einmal im „Scharfschützen-Modus". Das konzentrierte „Bewerten", „Vergleichen", „Überprüfen" und „Wählen" verbraucht dann nicht nur mehr Energie, sondern kann in der überschießenden Funktion in eine extreme Fokussierung, Wahrnehmungseinengung bzw. einen „kognitiven Tunnel" münden („Tunnelblick"). Eine kohlenhydratreiche Mahlzeit vor wichtigen Entscheidungen kann daher hilfreich sein! Aber wir sollten beachten, dass eine vorausgehende Anstrengung in jedem Körpersystem - egal welches - eine Vorerschöpfung bedeutet [kognitiv (*Denkaufgaben*), psychisch (*Konflikte, Vermeidung*), vegetativ (*Überhitzung, Unterkühlung etc.*), immunologisch (*Infekt*),

Wie bitte? - Svante Christoph Gehring

emotional *(Wut, Ärger oder aufwendige Emotionskontrolle)*, körperlich *(Sport, „Diktatur des Sitzfleisches")*, verhaltensmäßig *(aufwendiges „Beeindrucken-Wollen", disharmonische Kommunikation)*].

Die eigentliche Denkarbeit könnte dadurch gefährdet sein, da die notwendige Energie dann fehlt. Der Fachbegriff dafür ist „Ego-Raub", so verlieren z.B. Richterurteile ihre Qualität mit dem Abstand zur letzten Mahlzeit! Die Zeichen einer solchen „Überlastung" sind niedrige Frustrationstoleranz, schnelle Aggression *(auf Provokationen)*, schlechte Motivation und Performance. Also, sehen Sie zu, dass Sie der erste sind, der verurteilt oder eben auch freigesprochen wird! Aber Spaß beiseite: Stehen wichtige Entscheidungen in ihrem Leben an, dann sollten Sie körperlich und geistig fit sein!

Zusammengefasst könnten wir sagen: „In Wirklichkeit können wir nur manches manchmal kontrollieren. Wach und aufmerksam zu sein, schadet dabei nicht!"

Die Neuprogrammierung des „Autopiloten" wird sicher durch die momentanen Umstände, eine „positive Erwartungshaltung" und ein „imaginäres Vorstellen" gefördert, aber bedarf wohl des wochenlangen Übens (*6-12 Wochen*), damit die neu erlernten Denk-, Fühl- und Verhaltensweisen stabile Verknüpfungen in unserem Gehirn geschaffen haben und die neuen Programme anfangen, mehr oder weniger stabil zu laufen (*dann wieder im System I*)! Dass wir dafür zunächst das System II bemühen müssen und genügend Zeit und Energie benötigen, macht es uns wohl so schwer, von der Erkenntnis zur Umsetzung zu kommen!

Wie bitte? Lieber Doc, das ist mir doch noch eine Kleinigkeit zu abstrakt. Die Erkenntnis habe ich jetzt aus dem Text gewonnen. Soweit habe ich das auch alles verstanden. Wie aber merke ich, dass es Zeit ist, vom System I auf das System II zu schalten und

Wie bitte? - Svante Christoph Gehring

> wie stelle ich fest, dass das System I später wieder das Zepter übernimmt, wie stelle ich mir das vor? Wie kann ich konkret meinen Autopiloten in meinem Sinne „manipulieren". Haben Sie hier ein konkretes Beispiel für mich. Wie läuft das mit dem imaginären Vorstellen?

Viele Fragen! Der Wechsel von System I zu II kann nur unser aufmerksam arbeitendes Bewusstsein erledigen, das darauf getrimmt wurde, die Situationen zu erkennen, die gefährlich werden könnten. Zum Beispiel wenn ich in ähnlichen Situationen schlechte Erfahrungen mit mir gesammelt habe oder ich erkenne, dass ich vorerschöpft bin und anfange, Fehler zu begehen. Auch zu viel Optimismus und ein euphorischer Höhenflug im System I könnten gefährlich werden, wie Sie in den folgenden Kapiteln lesen und vielleicht auch lernen können. Darüber hinaus sollten wir den Autopiloten aber auch vertrauen, er erzielt doch überwiegend gute Resultate. Er lässt sich sicherlich nicht manipulieren, schlechte

Wie bitte? - Svante Christoph Gehring

Programme können aber überschrieben werden, indem wir uns das neue Verhalten zunächst vor dem geistigen Auge vorstellen (imaginieren) und dann wochenlang üben. Dies kann in bestimmten kognitiven Techniken der Verhaltenstherapie - eine Form der Psychotherapie - gelernt werden.

Die „Gedankenstopp-Technik" ist solch ein verhaltenstherapeutisches Instrument. Es gibt eine auslösende Situation. Um in einem bekannten Beispiel zu bleiben: Der Chef überträgt mir trotz Überlastung eine neue Aufgabe. Nun steigen dazu in meinem Autopilotenmodus negative Gedanken und Gefühle auf. Mein Bewusstsein registriert diese negative Gefühle und sagt dazu: „Stopp"! Das gelingt mir nur, weil ich mir schon vorher diese Situation vorgestellt habe und so mein Bewusstsein auf diese Situation vorbereitet habe. Mit dem gedanklichen Stopp-Signal verbinde ich ein aktives körperliches Signal, z.B. drücke ich mir einen bestimmten (Akkupunktur-) Punkt der Hand. Nun hat mein System II schon fast keine andere Wahl

Wie bitte? - Svante Christoph Gehring

mehr, denn Schmerz aktiviert den Sympathikus. Es übernimmt die Kontrolle. Es ist von mir vorab instruiert worden, nun an ein starkes, positiv besetztes Bild zu denken, z.B. wie ich von einem Berg aus den Überblick behalte oder mich als „der Fels in der Brandung" fühle. Sogleich merke ich, wie meine negativen Gefühle sich verflüchtigen. Gleichzeitig ist mein System II instruiert worden, einen kurzen anspornenden Merksatz zu generieren, z.B.: „Ich behalte den Überblick!" oder „Ich schaffe das!" Diese Technik löst nicht das dahinterliegende Problem, das muss gesondert in einer ruhigen Minute angegangen werden, aber es führt mich aus meinen negativen Emotionen heraus. Wenn ich dies wochenlang übe, erkenne ich im Voraus, welche Situation wieder kritisch werden könnte. Ich setze dann meine Gedanken im Vorwege auf das richtige Gleis, bevor nur das erste negative Gefühl die Chance bekommt, sich einzustellen. Mit der Zeit muss ich mich nicht mehr aktiv darum kümmern, dann ist dieses neue Programm in den Autopilotmodus aufgenommen

Wie bitte? - Svante Christoph Gehring

worden. Das ist wie Autofahren lernen. Irgendwann ging es von ganz alleine.

Danke Doc, jetzt sehe ich klarer, auch wenn mir noch der komplette Durchblick fehlt. Gut, dass das Buch noch nicht zu Ende ist. Ich möchte das Thema nicht zu sehr strapazieren, denn eigentlich will ich wissen, wie es weitergeht. Vielleicht gestatten Sie noch eine Nachfrage zu folgendem Satz. *„Ich setze dann meine Gedanken im Vorwege auf das richtige Gleis, bevor nur das erste negative Gefühl die Chance bekommt, sich einzustellen."* Wie kann ich mir das vorstellen? Aufgrund meiner Erfahrung versuche ich ganz bewusst meine bzw. mehrere Lebenssituationen von mir zu betrachten und stelle sie mir vor, relativiere sie und entwickle eine Abwehrtaktik? Wenn dann die Situation kommt, erinnere ich mich an meine Abwehrtaktik und rufe sie, im besten Fall automatisch, ab. Also könnte ich, um das zu üben, mir jeden morgen Gedanken über meinen Tag machen und bewusst ein paar Szenarien durchspielen, oder ist das übertrieben?

Wie bitte? - Svante Christoph Gehring

Wahrscheinlich bemerken Sie es gerade. Ich suche noch ein bisschen nach einem Bauplan.

Vielleicht wirklich ein bisschen übertrieben, wir können sicher nicht alle Situationen im Vorwege berücksichtigen. Das würde auch viel zu viel Kraft kosten! Denn es geht weniger um eine echte „Abwehrtaktik", sondern viel mehr um eine Akzeptanzstrategie. Ein Beispiel: Ich erkenne die ersten Zeichen, dass eine Situation droht, zu entgleiten. Dies liegt oft daran, dass ich unmittelbar auf die Handlungen anderer Personen keinen Einfluss nehmen kann. Meine Gedanken dazu: „Ah, hier könnte sich eine typische Situation entwickeln, bei der ich früher in die Luft gegangen bin. Aber, kann ich nun durch mein besonnenes Eingreifen an der Situation etwas ändern? Nein, also mein Lieber, behalt einen kühlen Kopf! Jetzt schnell die Weichen stellen und ab mit dem Gedankenzug auf die Akzeptanzschiene, denn ändern werde ich jetzt nichts mehr an dem drohenden Chaos." So verhindere ich, dass aus dem vermeintlichen Chaos der Außenwelt (*das gibt es ja eigentlich auch gar nicht, ich habe es nur so bewertet*), ein Gedanken- und Gefühlschaos der Innenwelt wird! Also, kein Bauplan und keine Strategie der Abwehr sondern Akzeptanz der Realität!

Wenn Denkfehler den Autopiloten zum Regierungssprecher machen

Um bewusst wachsam und aufmerksam durch das Leben zu gehen, benötigen wir ein Wissen über unsere Denkfehler. Wir sollten nicht jede schnelle Entscheidung des Systems I durchwinken und hinterher durch eine Zweckargumentation unseres V-Hirns als Regierungssprecher rechtfertigen lassen. Diese Denkfehler sind so zahlreich, dass ich versucht habe, sie in den folgenden Kapiteln zusammenzufassen, wobei hier und da Redundanz entsteht. Im Wesentlichen geht es dabei immer um unsere Fehlwahrnehmungen, unser Fehldenken und -fühlen sowie Fehlhandeln im Kontext und situationsgebunden mit uns selbst oder anderen!

Wie bitte? - Svante Christoph Gehring

Denkfehler könnte man als ein Kontrollversagen des Selbststeuerungsmodus II über den Autopilotenmodus I definieren oder einfacher als Unachtsamkeit des Bewusstseins. Um Energie zu sparen, versuchen wir grob abzuschätzen und orientieren uns dabei an „Prototypen", „typischen Exemplaren und Merkmalen", am Durchschnitt bzw. Summenwert oder an der Referenzgruppe (*„peer group"*). Wir denken in Kategorien, *Schubladen*, Mustern, Klischees und in Stereotypen (*schwarz-weiß, gut-böse, gefährlich-ungefährlich*). Im positiven Fall können selbstbezogene, positive Stereotype sogar unsere Leistungsfähigkeit steigern! Gegenüber anderen sind unsere Vorurteile bzw. „angenäherten Urteile" die mehr oder weniger zutreffend sein könnten, besonders dann existent, wenn wir sie nicht offen zeigen müssen. Selbst Angehörige einer diskriminierten Gruppe – dies ist erstaunlich - urteilen dann gegenüber anderen dieser Gruppe mit Vorurteilen. So schieben Menschen mit Migrationshintergrund, die sich mit dem Vorurteil der Gewaltbereitschaft konfrontiert sehen, anderen ihrer Gruppe, sind sie in einem psychologischen Experimenten in der heimlichen Beobachterposition, das gleiche Vorurteil unter. So akzeptieren und übernehmen wir – ohne dies zu hinterfragen - uns entgegengebrachte Vorurteile.

Doch zunächst möchte ich an dieser Stelle eines festhalten: Menschen, die denken, dass sie ausschließlich rational gesteuert seien und die Einflüsse des G-Hirns sowie von Denkfehlern ignorieren könnten, erliegen dem größten Denkfehler. Sie halten sich für die größten Realisten bzw. Rationalisten und entdecken immer nur beim Gegenüber „Unlogisches und Emotionales". Ich meine, dass diese Menschen oft nur das bekämpfen, was sie in sich selbst wahrnehmen, aber nicht wahrhaben wollen und es daher abwehren. Die eigene Ausrichtung des „inneren Kompasses" wird verleugnet. Sie entdecken dann die eigenen Wünsche und Vorstellungen immer nur bei anderen (Abwehr und Projektion). Wer rational denken und handeln

Wie bitte? - Svante Christoph Gehring

möchte, sollte gerade das Irrationale unserer Natur einberechnen und dieses besonders in zwischenmenschlichen Beziehungen berücksichtigen!

Die im Folgenden genannten Beispiele stellen den aktuellen Stand der Verhaltensforschung dar und sind in beeindruckenden Versuchen dokumentiert worden. Wir sollten uns selbst beobachten oder beobachten lassen, ob und in welcher Ausprägung wir Denkfehlern unterliegen (*das „Ob" war bei mir keine Frage, die Ausprägung versuche ich allerdings zu steuern*). Ich habe sie hier für Sie sehr ausführlich zusammengetragen, damit Sie sich Ihr eigenes Bild machen können. Aber Vorsicht, wir glauben gerne, was die Wissenschaft herausfindet (*Wissenschaftsglaube auch ein Denkfehler?*). Aber auch Wissen unterliegt, wie alles, dem Wandel. Außerdem haben zwei Drittel der Wissenschaftler, die in renommierten internationalen Zeitschriften publizieren, zugegeben, dass Sie hin und wieder ihre eigenen Daten manipulieren oder schönen!

Wie bitte? - Svante Christoph Gehring

Dieses Ergebnis wurde übrigens in einem hochkarätigen wissenschaftlichen Journal veröffentlich. (*Böse Zungen könnten nun behaupten, dass diese Daten auch manipuliert wurden!*)

Unser Selbstbild im Spiegel der Selbsttäuschung: Glauben oder Wissen?

Wir „leiden" an einer egozentrischen Verzerrung („self-serving bias"), geben gerne den anderen die Schuld oder machen die äußeren Umstände verantwortlich für unsere Misere. Auf der einen Seite kann das zwar dem „Ego" dienlich seien, aber auf der anderen Seite nehmen wir mit der Zeit so etwas wie eine Opferhaltung ein, die dann einem selbstverantwortlichen Leben im Wege steht! Bei einem großen Ego kommt in der Einschätzung des eigenen Wissens, der eigenen Fähigkeiten und der Aussicht auf Erfolg eine Selbstüberschätzung hinzu („overconfidence effect"). Davon sollen Männer (*Frauen wundert das nicht*) und Optimisten

Wie bitte? - Svante Christoph Gehring

(*Pessimisten wundert das nicht*) stärker betroffen sein. Damit gepaart ist oft eine Neigung zur strategischen Selbstrepräsentation, d.h. wir übertreiben gerne unseren Anteil am Gruppenerfolg.

Hier kommt mir eine Beobachtung der Studentenzeit zu Hilfe. Der Zustand einer WG ließ sich oft daran ablesen, ob es so etwas wie einen Reinigungsplan gab. Sonst war doch jeder davon überzeugt, dass sein Anteil am Chaos eher klein und der am Gelingen des Zusammenlebens riesig groß war. Wir scheinen, glauben wir den Ergebnissen der Wissenschaft, unseren Eigenanteil an einer Gruppenleistung um 100% zu überschätzen! Nimmt man uns diesen Eigenanteil nicht ab, dann suchen wir aus Selbstschutz nach Begründungen für die Überlegenheit anderer oder erfinden nicht zu überprüfende Handicaps.

Wie bitte? Wer egozentrisch agiert, an Selbstüberschätzung leidet (*da leidet ja*

Wie bitte? - Svante Christoph Gehring

normalerweise eher das Umfeld) oder sich immer nur als Opfer sieht, verhindert also Lernerfolg im Leben! Habe ich das richtig verstanden Doc? Das war meine erste Frage in diesem Zusammenhang. Hier dann auch gleich meine Zweite. Wie kann ich mich davor schützen? Wahrscheinlich merke ich das bewusst sowieso nicht, oder? Vielleicht helfen gute Freunde? Immer dann, wenn sie auch tatsächlich offene Worte finden und es überhaupt auffällt? Das könnte vielleicht jemanden erden, der an Selbstüberschätzung leidet. Aber was passiert denn, wenn wir es mit einer Opferrolle zu tun haben. Ich kann mir nicht vorstellen, dass ein guter Freund jemanden aus seiner Opferrolle befreien kann. Dafür braucht es bestimmt noch mehr, oder Doc? Sie kennen bestimmt eine Antwort auf meine Fragen.

Ja, was die erste Frage betrifft, das haben Sie richtig verstanden! Die zweite Frage beantworten Sie selbst. Der beste Schutz sind in der Tat gute Freunde, die einen rechtzeitig genug wieder auf den

Wie bitte? - Svante Christoph Gehring

Boden der Tatsachen zurückholen, falls man abheben sollte. Die Erfahrung durfte ich in jüngeren Jahren – da hatte ich wirklich gute Freunde – selber machen! Das mit der Opferrolle ist aber weitaus schwieriger! Hier braucht es oft einen Coach oder Therapeuten, der uns dies bewusst macht und uns den Weg hinaus zeigt. Die Verantwortung für sein Leben wieder zu tragen und das schrittweise Erleben der eigenen Wirksamkeit braucht Zeit und Begleitung. Es bedarf aber zuallererst der Erkenntnis: „Ich mache mich selbst zum Opfer und ich kann diese Rolle wieder ablegen!" Dazu weiter hinten im Buch mehr.

Aus psychologischen Experimenten erfahren wir noch mehr über uns. Wir sehen gerne ungenaue und uns aufwertende oder berührende Persönlichkeitsbeschreibungen als auf uns zutreffend an („Barnum-/Horoskop-Effekt"). Dabei unterliegen wir den eigenen Glaubenssätzen unseres Autopiloten.

Wie bitte? - Svante Christoph Gehring

Schauen wir selbst auf unsere Vergangenheit, wird diese mit jedem Erinnern neu geschrieben und in die eine oder andere Richtung verändert. Wir unterliegen einem „Vergangenheits- bzw. Rückschaufehler". Wir spinnen uns Zusammenhänge, wo es keine gab oder gibt, bauen alles ein, was irgendwie passt - z.B. Familienfotos oder Erzählungen unserer Eltern. Wir stricken uns unsere eigene Geschichte von unserem Leben, indem wir „emotional markierte" Erinnerungen bevorzugt miteinander verknüpfen. Die müssen keinesfalls miteinander gekoppelte Ereignisse wiederspiegeln, aber „gefühlt" schlüssig zu unserer Biografie passen („story bias"). Alle neuen Informationen und Ereignisse interpretieren wir ohnehin so, dass sie in unser Weltbild passen oder deklarieren sie als Sonderfälle bzw. Ausnahmen („confirmation bias"), wenn sie nicht passen sollten. Auch die Wahrscheinlichkeit von seltenen Ereignissen wird von uns überschätzt und beeinflusst unsere Entscheidungen („Seltenheitseffekt"). Singuläre Ereignisse bzw.

Wie bitte? - Svante Christoph Gehring

Ausreißer sollten wir daher immer kritisch und nur als solche bzw. als einfache Abweichungen betrachten! Wir sollten unserer eigenen Biografie kritisch gegenüberstehen, unsere eigenen Vorhersagen sollten nicht einfach unsere Analysen der Vergangenheit und Gegenwart auf die Zukunft fortschreiben! Also, unser Bewusstsein hat viel zu tun, das System II sollte hier und da hinzugeschaltet werden, wenn es um uns selbst und unsere Biografie geht.

Wie bitte? Lieber Doc, jetzt bin ich schwer beeindruckt. Meine Vita ist vielleicht gar nicht echt? Wenn nun in meinem Unterbewusstsein eine andere Biografie vorhanden ist, als ich glaube? Führt das zu einem emotionalen Chaos, wenn ich anfange darüber nachzudenken? Ich muss also vor mir selbst auf der Hut sein und mein System II zur Hilfe holen, wenn ich wissen möchte, wer ich bin oder warum ich auf bestimmte Erlebnisse oder Ereignisse genau so reagiere? Das Ergebnis versuche ich dann real bei mir abzulegen und

Wie bitte? - Svante Christoph Gehring

> belüge mich dann möglichst nicht dabei. Na, wenn das man gut geht.

Das geht bestimmt gut, solange die sich selbst erzählte Biografie nicht zu sehr von der Realität, d.h. von der von außen betrachteten Biografie, abweicht. Ganz unbewusst lassen wir uns selbst größer erscheinen, als wir vielleicht sind. Das schenkt uns dann gute Gefühle und tut keinem weh. Solange dies in einem sozial verträglichen Rahmen bleibt, nimmt keiner Schaden! Eine gesunde Psyche erkennt Widersprüche und ordnet sie ein, korrigiert das eigene Weltbild bei Bedarf. Verliere ich jedoch völlig den Bezug zur Realität, fehlt mir die Achtsamkeit, Widersprüche zu erkennen, ist der Weg in eine Persönlichkeitsstörung oder psychische Krankheit möglich. Da bedarf es dann eines Therapeuten, der wird dann aber meist vom Umfeld aktiviert!

Unser Wunsch nach einer kausalen Erklärung der Welt ist normalerweise groß. Leider lässt uns unser

Wie bitte? - Svante Christoph Gehring

Gehirn mitunter Muster erkennen, wo keine sind. Oft wird dabei die Größe der Referenzgruppe vernachlässigt (*in kleiner Gruppe sind extreme Ausschläge sehr wahrscheinlich*). Zufälle und das Unwahrscheinliche werden dann als bedeutend interpretiert, wenn sie mit persönlichen und emotionalen Erfahrungen übereinstimmen oder innere Bilder in uns wachrufen („Verfügbarkeitsneigung" oder „availability bias"). Wir glauben emotional gefärbten Geschichten eher (*auch unseren eigenen*) als sachlichen („conjunction fallacy"). Unser Wunsch nach einer kohärenten Geschichte (*Qualität einer Story*) lässt die Zahl und Qualität von Informationen als irrelevante Größe erscheinen, fehlende Aspekte werden mit springender Schlussfolgerung überwunden. Dabei muss zusätzlich berücksichtigt werden, dass wir gerne von der Einzelfallbeobachtung auf die Allgemeinheit schließen („Induktion") und uns exponentielles Wachstum nicht vorstellen können. Wir denken meist linear, obwohl unser Gehirn nicht linear arbeitet, sondern durchaus „(Gedanken)Sprünge" zulässt. Im Übrigen nehmen wir Fragen oft als Aussagen wahr und hören das „Nicht" nicht („rebound effect"). Daher ist der Titel meines Buches auch augenzwinkernd gemeint, von wegen „Nicht-Ratgeber"! Das Unbewusste hat „Ratgeber" gelesen. Mit Hilfe des „Rebound-Effektes" lässt sich ganz schnell - gewollt oder ungewollt - die Gerüchteküche anwerfen: Meine vermeintlich neutrale Aussage „meine Kollegin hat sich nicht in den Chef verliebt" wird als das Gerücht „meine Kollegin hat sich in den Chef verliebt" die Runde machen. Wir sollten daher Verneinungen und Negativaussagen in Botschaften vermeiden, wenn wir Gerüchte verhindern wollen. Wollen wir?

Gegenüber Suggestionen, die das Unbewusste ansprechen und so für den Verstand keine konkrete Gegenangriffsfläche bieten und gegenüber extrem unwahrscheinlichen Ereignissen neigen wir zur Zustimmung („Bestätigungseffekt"). Es tritt auch ein „Substitutionseffekt" ein, wenn wir zu komplizierte

Wie bitte? - Svante Christoph Gehring

Fragen durch jene ersetzen, die sich leichter beantworten lassen. Die Frage nach dem Sinn des Lebens könnte eine dieser komplizierten Fragen sein, die ich vielleicht eher ausweichend und vereinfacht mit „ich lebe gerne" beantworte. Fehlende Bausteine einer Geschichte werden gerne von uns ergänzt („Ergänzungsneigung"), da wir diesen ausgesprochen Wunsch nach Kohärenz in uns tragen. Abgesehen vom zeitlichen Abstand ist unsere Annahme eines Ereignisses abhängig von seiner Vertrautheit. Gleichzeitig sollte es uns emotional berühren (*also emotional aufgeladen sein*) und unsere Überzeugungen bestätigen. Erfolgreiche Politiker nutzen diese Effekte!

In diesem Zusammenhang ist es interessant, dass physiologische Erregungen - oder auch nur deren Vorstellung auf unsere Gefühle und Empfindungen - abfärben („Erregungstransfer"). Mit anderen Worten, wenn wir glauben zu empfinden, empfinden wir! Erregt sind wir aufnahmefähiger, können Kontraste besser wahrnehmen und Informationen besser aufnehmen. Daher ist der Heiratsantrag auf dem Eifelturm etwas anderes, als zu Hause vor dem Fernseher! Wir neigen auch dazu, alles Neue emotional positiv verknüpfen zu wollen („association bias") und behalten die letzte Information am besten in Erinnerung. Daher sollten wir uns die schlechten Nachrichten zuerst nennen lassen (*„bad news first"*). Allerdings überstrahlen negative Nachrichten die positiven um den Faktor 5 (*„bad is stronger than good"*). Dies nennt man „Negativeffekt" oder „Amygdala*-Fehler" (*der Ort*, an dem im G-Hirn Ängste verarbeitet werden*). Medien steigern mit negativen Schlagzeilen ihre Auflagen und Einschaltquoten, machen also Geld mit diesem Denkfehler! Deshalb müssen wir auch 5x gelobt werden, um die eine Kritik wegzustecken *(„daher in einer Beurteilung eher Tipps geben, als Kritik äußern!"*). Passt etwas nicht, entstehen in uns negative Emotionen, denen wir versuchen durch Zweckargumentation entgegenzusteuern („motivationale Urteilsbildung"). So reagieren engagierte Menschen auf Widersprüche oft sehr

Wie bitte? - Svante Christoph Gehring

emotional! Generell möchte ich jedem empfehlen, seine Wahrnehmung und das, was wir aus ihr ableiten, kritisch zu beobachten! Haben wir die Geschichte gebogen und gefügig gemacht, einen Erregungstransfer hinzugefügt oder sie in eine zu „emotionale Farbe" getaucht?

Wie bitte? Zwei Sätze haben mich besonders beschäftigt. Zum einen „Mit anderen Worten, wenn wir glauben zu empfinden, empfinden wir!" und zum anderen „So reagieren engagierte Menschen auf Widersprüche oft sehr emotional! Generell möchte ich jedem empfehlen, seine Wahrnehmung und das, was wir aus ihr ableiten, kritisch zu beobachten!". Zum ersten Satz: Vielleicht können Sie das noch einmal genauer erläutern, Doc? Kann diese Aussage auch nicht gerade eine Möglichkeit sein, Veränderungen herbeizuführen? Ich denke hier an die beiden erklärten Systeme: Meinen Autopiloten (System I) und mein Verstandshirn (System II). Ich brauche doch mein Verstandshirn um meinen Autopiloten zu verändern. Ist es denn

Wie bitte? - Svante Christoph Gehring

> nicht besonders wichtig, zu glauben und zu empfinden, um Veränderungen herbeizuführen? Hilft mir dann nicht der Glaube besonders? Allerdings sehe ich auch die Gefahr, dass das bei einem „falschen Glauben" genau zum Gegenteil führen kann. Wie erkenne ich diese Gefahr bzw. wie kann ich das zu meinem Vorteil nutzen?

Ich wollte diesen Satz keines Falls negativ interpretiert sehen und ja, natürlich kann dies nützlich sein, um Veränderungen anzustoßen. Der „falsche Glaube" könnte z.B. sein, dass ich mir systematisch einrede, es ginge mir schlecht, obwohl, objektiv gesehen, das Leben es mit mir nicht schlechter meint als mit anderen Menschen. Wir neigen dazu, mit unserem Schicksal zu hadern, dabei sind wir schon mit unserem Geburtsort privilegiert worden, vergleicht man ihn mit denen in vielen Drittweltländern. Hier dürfen wir unser Gefühl gerne hinterfragen und das System II dazuschalten, um den „falschen Glauben" abzulegen! Der Gefahr entgehe ich dadurch, dass ich, wenn etwas zu

Wie bitte? - Svante Christoph Gehring

schlecht oder auch zu gut läuft, mich von meiner Subjektivität versuche zu befreien, indem ich mich auf eine höhere Bewusstseinsstufe begebe und anfange, mich selbst zu betrachten. Die „Metaebenen" zu mir selbst einnehme. Das ist gar nicht so schwer, denn wenn ich anfange über mich selbst nachzudenken, befinde ich mich bereits in einer Betrachterposition. Einfacher ist es oft, einen guten Freund zu fragen, den es auszeichnet, dass er mir die Wahrheit sagt! Wenn ich lerne, mich mit konstruktiven Gedanken zu lenken, kann ich mir so manchen „Schicksalsschlag" abdämpfen, weil ich mich nicht von meinen negativen Gefühlen überfluten lasse. Wenn ich glaube, es geht mir schon viel besser, dann geht es mir auch schon viel besser und dann habe ich den in dieser Weise umgesteuerten Glauben für mich positiv genutzt!

Nun zum Zweiten. Die emotionale Reaktion auf Widersprüche. Das sehe ich etwas anders. Ich schätze es besonders an Menschen, wenn Sie authentisch sind. Ist der Satz so zu verstehen, dass

Wie bitte? - Svante Christoph Gehring

ich meine Emotionen kontrollieren muss und mir sozusagen erst einmal nicht anmerken lasse, was ich wirklich denke? Keine Gefühlsregungen zeige, mein Mienenspiel kontrolliere, beobachte und dann „zuschlage". Ich weiß, dass ist jetzt sicherlich etwas überspitzt dargestellt. Sie können bestimmt Licht in mein Dunkel bringen, oder?

Natürlich ist Authentizität wichtig und nicht jede meiner Emotionen sollte ich beobachten und versuchen zu steuern. Schließlich kann ich im Positiven dadurch andere Menschen auch für eine gute Sache gewinnen. Mir ging es eher darum, dass ich mich nicht in dem Moment emotional verrennen sollte, in dem mir mein Gegenüber ein Widerspruch meiner Argumentationskette präsentiert. Nun besteht die Gefahr, dass ich mich angegriffen fühle und mein Ziel in Gefahr sehe und nur noch emotional reagiere, obwohl gerade jetzt System II gefragt wäre. Bringt das Licht ins Dunkle?

Ja, danke.

Wie bitte? - Svante Christoph Gehring

So, weiter geht unser Ritt durch das Land unserer Denkfehler. Durch „kognitive Dissonanz" versuchen wir ein Gleichgewicht zwischen Denken und Verhalten herzustellen, indem wir unser (Fehl-)Verhalten oder ein schlechtes Ergebnis zu rechtfertigen versuchen oder bei einem unerreichbaren Ziel das Gegenteil als Wunsch vorgeben („*die süßen Trauben hängen halt doch zu hoch*"). Auch sehen wir unwahrscheinliche Zufälle oft als Wunder an oder vernachlässigen die Wahrscheinlichkeit („Jackpot-Effekt" oder „neglect of probability") und die Grundverteilung bzw. Basisrate („Zebra-Effekt"; *im übertragenen Sinne: Wir denken an „Zebras", obwohl in unseren Breiten wesentlich häufiger „Pferde" anzutreffen sind*).

Um unsere eigenen Alltagstheorien zu bestätigen, übertreiben wir gerne quantitative Effekte und bei Gleichzeitigkeit der Ereignisse verwechseln wir gerne Ursache mit Wirkung. So unterläuft uns eine falsche Kausalitätsbeurteilung bzw. eine „Korrelationstäuschung", wir unterstellen dabei dem

Wie bitte? - Svante Christoph Gehring

zufälligen Auftreten zweier Ereignisse eine Kausalität. So ist ein Patient, der ein neues Medikament verordnet bekommt, immer geneigt, jedes neue Symptom mit der Einnahme in Verbindung zu setzen, d.h. eine Kausalitätsbeziehung im Sinne einer Nebenwirkung herzustellen. Er würde niemals mit einem anderen Ereignis seiner Umgebung, obwohl dieses genauso zufällig wäre, z.B. die Reise des Bundespräsidenten nach Prag, eine Korrelation herstellen wollen (*es sei denn, er leidet an einer schizoiden Störung*). Bleiben wir noch bei diesem Beispiel. Ein Patient kann durch seine innere Erwartungshaltung großen Einfluss auf den Ausgang seiner Therapie nehmen (*leider nicht bewusst, das führt eher zum Gegenteil*). Ist er von der positiven Wirkung des Medikamentes innerlich überzeugt (*leider wird dieses durch Entscheidungen und Erfahrungen des G-Hirns geprägt*), so wird diese eher eintreten („Placebo-Effekt"), hat er Angst vor der negativen Wirkung, so wird die Therapie weniger erfolgreich und in einem höheren Prozentsatz Nebenwirkungen

Wie bitte? - Svante Christoph Gehring

erwarten lassen („Nocebo-Effekt"). Medien lösen regelmäßig Nocebo-Effekte aus, wenn sie negativ über Krankheiten, das Gesundheitssystem und Ärzte berichten. Das erlebe ich sogar oft am nächsten Tag in meiner Praxis, wenn plötzlich Patienten glauben, alle die gleiche Krankheit zu haben, nur weil darüber am Abend zuvor berichtet wurde. Oder wenn auf einmal meinen Empfehlungen nicht mehr getraut wird, wenn es tags zuvor wieder einmal „Ärztepfusch" hieß, statt neutraler und fairer „Ärztefehler". Was hingegen für ein herrlicher Placebo-Effekt, wenn wir ein positives Bild des Alterns in uns tragen, dann steigt unsere Lebenserwartung um über 7 Lebensjahre an, leider nur statistisch!

Wie bitte? Was genau meinen Sie mit dem Zebra-Effekt. Ich habe den bisher immer so verstanden, dass ich mich als „Zebra" ziemlich gut in einer Herde anderer „Zebras" verstecken kann. Das ist hier wohl nicht gemeint oder interpretiere ich hier falsch?

Wie bitte? - Svante Christoph Gehring

Nein, das ist hier nicht gemeint. Es geht vielmehr darum, dass wir oft das Exotische im Kopf haben, weil es viel exponierter in unseren Erinnerungen haftet als das Naheliegende. Ein Medizinstudent, der noch nicht durch die Praxis der Basiserfahrungen geprägt wurde, denkt bei einem allgegenwärtigen Symptom, sagen wir z.B. Kopfschmerzen, zunächst an das „Zebra" Hirntumor, statt das Naheliegende, den häufigen Spannungskopfschmerz oder die Migräne anzunehmen. Er vernachlässigt dadurch die Grundverteilung bzw. die Basisrate, weil ihm die Berufserfahrung fehlt und sich beim Lesen des Fachbuches der Hirntumor, der vielleicht noch eigene Ängste ausgelöst hat, tiefer ins Gedächtnis gegraben hat, obwohl die richtigen Häufigkeitsverteilungen genannt worden sind.

Doch kommen wir noch einmal zurück auf unsere Gefühle. Wir verzerren sie gerne in der Rückschau (*z.B. Schmerz oder Freude*), auch wenn eine von uns betrachtete Periode gerade erst ihren

Wie bitte? - Svante Christoph Gehring

Abschluss gefunden hat. Denn wir erinnern uns nur an den Beginn (*erste Änderung*), den höchsten und den letzten Gefühlswert („peak-end-rule"). Sie kennen das Phänomen vielleicht von ihren Urlauben, welcher ist Ihnen in guter Erinnerung geblieben? Wir können keine Mittelwerte empfinden oder jene zurückliegender Gefühle oder Emotionen ermitteln bzw. erinnern. So kann uns ein kurzfristiges Hochgefühl des Verliebtseins intensiver in Erinnerung bleiben, als eine langwährende, stabile Liebesbeziehung. Gleiches gilt natürlich für unser ganzes Leben, ohne Höhen und gute Abschlüsse bleibt es fade (*glauben wir der „Höhen-End-Regel"*)! Wir sollten daher auch hier nur vorsichtig bewerten, unsere Einsichten bleiben subjektiv, sind oft falsch eingeschätzt und emotional eingefärbt.

Wie bitte? So langsam bekomme ich bezüglich meiner Gefühle ein mulmiges Gefühl. Jetzt muss ich auch noch anfangen, permanent meine Gefühle zu hinterfragen? Auch dann noch, wenn sie positiv

Wie bitte? - Svante Christoph Gehring

> sind? Vielleicht will ich sie gerade dann nicht in Frage stellen, wenn es mir so richtig gut geht. Ich weiß, Sie wollen mich nur aufklären und schützen, aber das bedeutet schon ein ziemliches Umdenken.

Sie haben recht, ein Umdenken ist vonnöten, aber doch nur, wenn uns ein Schaden droht. Dieser droht uns aber selten, bei einer guten Erinnerung an einen Urlaub. Anders - und dies meine ich augenzwinkernd – ist es, wenn mich mein Verliebtsein in eine Ehe führt, die mich hinterher für meine „Blindheit während des Hormonsturms" bestraft. Vielleicht sollten wir diesen Sturm abwartet (*soll ja bis zu vier Jahre anhalten*) bevor wir vor den Altar treten? Wir sollten nicht zu schnell mit einer Sache „schwanger gehen", wenn uns die anfängliche Begeisterung erfasst!

Aber es scheint genauso unsinnig zu sein, in die Zukunft zu schauen oder gar diese vorausberechnen zu wollen. Selbst für Experten ihres Faches scheint dieses unmöglich zu sein

Wie bitte? - Svante Christoph Gehring

(„Zukunftsfehler"). Im Gegenteil, diese unterliegen oft einfach gewichteten Algorithmen, da sie gerade besonders schlau sein wollen. Also trauen Sie keinem Experten, der Zukunftsprognosen gibt! Er ist, nach all dem, was wir wissen, unseriös. Eigentlich wissen wir es doch selbst: Wahrscheinlichkeiten sind auf den Einzelfall als Vorhersage nicht anwendbar! Dennoch unterliegen wir gerne der „Prognose- und Prophezeiungsillusion" (bzw. „survivorship and outcome bias") und verwechseln eine mehr oder weniger zufällige Selektion mit einem erfolgreichen Prozess oder Ergebnis.

Ein Beispiel, das ich aufgegriffen habe. Es verdeutlicht den Sachverhalt am besten: *Ich „prophezeie" 256 Anlegern steigende Kurse der Aktie A und weiteren 256 Anlegern fallende Kurse bei der gleichen Aktie. So oder so, ich werde bei 256 Anlegern recht behalten. Bei diesen „Gewinnern" empfehle ich 128 Anlegern auf die Aktie B zu setzen, den anderen, sie ahnen es* schon, empfehle ich das Gegenteil. Also, bei 128 Anlegern werde ich 2x einen richtigen Tipp abgegeben haben, sie werden mir auch weiterhin vertrauen. Dieses Spiel führe ich fort, bis 4 Anleger übergeblieben sind, denen ich dann 7x gewinnbringend das Richtige vorhergesagt haben werde. Für diese 4 Anleger bin ich der „Messias" und Sie würden mir gerne all Ihr Geld anvertrauen, um einen noch größeren „Deal" abzuschließen – merken Sie was? Das war übrigens keine Anleitung zum skrupellosen Bereichern und zum anschließenden Auswandern auf die Bahamas – das macht Sie sowieso nicht glücklich, wie ich im nächsten Absatz und an anderer Stelle des Buches verraten werde.

Mit Denkfehlern Gewinne oder Verluste einfahren

Nicht dass Sie noch glauben, äußere und materielle Ziele (z.B. *Klima und Geld*) könnten ihre Lebenszufriedenheit positiv beeinflussen

Wie bitte? - Svante Christoph Gehring

(„fokussierte Illusion"). Wenn Sie diese erreicht haben (*und nun ein reicher Kalifornier in Kalifornien sind oder doch lieber Steuerflüchtling auf den Bahamas*), werden Sie kaum noch daran denken. Dabei scheinen uns auch ab einem bestimmten Einkommen bzw. Besitz - oberhalb einer Grundsicherung - der Sinn für die „kleinen Freuden" des Lebens verloren zu gehen. Abgesehen von der dann fehlenden Zeit, die Reichtum bindet, wenn man reich bleiben oder noch reicher werden möchte! Geht es dennoch um Geschäfte in Ihrem Leben, auch um die nicht materiellen, bezahlen Sie - im Vergleich zum eigentlichen Wert - mit dem Faktor 2 für jedes begeisternde Projekt oder liebgehabten Besitz mit einem „Optimismus-Fehler" bzw. „Besitztums-Effekt" („endowment effect"). Auch schätzen wir unsere eigene Erfolgsrate mit 80% falsch ein, sie liegt wohl eher bei 35% in 5 Jahren. Wer diese niedrige Basisrate des Erfolgs missachtet, die Fähigkeiten und Pläne anderer unterschätzt und die eigenen überschätzt, wird

Wie bitte? - Svante Christoph Gehring

leider an Selbstüberschätzung und „Kontrollillusion" scheitern.

Große Auswahl an Entscheidungsmöglichkeiten lähmt dabei, führt zu schlechten Entscheidungen und Unzufriedenheit („Auswahlparadoxon"; *Minimieren statt Maximieren*). Weniger ist dann deutlich mehr! Da, wo wir in einen Fehler bereits viel investiert haben bzw. hohe Verluste eingefahren haben, steigt unsinniger Weise unsere Risikobereitschaft sogar noch weiter an (s.u.). So halten 50%, besonders Optimisten, trotz Misserfolg an ihrem Projekt fest und verdoppeln dadurch ihren Verlust („Concorde-Effekt" oder „sunk cost fallacy"). Diesen Verlust dann aufteilen zu wollen, wiegt doppelt schwer (*Geschäftspartner fühlen sich dann schneller über den Tisch gezogen*). Optimisten, soweit sie zum „Drittel der Erfolgreichen" gehören, gewinnen - wenn überhaupt - nur ein kleines Plus dazu. Das „selbstgewählte Los" ist eben nicht siegreicher als das zufällig erworbene!

Wie bitte? - Svante Christoph Gehring

Wir sollten daher die Realität nicht solange biegen, bis sie uns Erfolg verspricht! Wir schauen dann zu sehr auf das, was wir glauben zu wissen, aber nicht mehr auf das, was wir wissen sollten. So glauben doch tatsächlich 90% der Autofahrer, sie würden besser fahren als der Rest! Was können wir denn gegen diese Denkfehler tun? Vielleicht sollten wir uns immer auch den Worst-Case vorstellen und die möglichen Gründe dafür erkunden. Wir sollten den Rahmen unserer Betrachtung nicht zu eng setzen und Kategorien vergleichen, bewerten und die Außenansicht zulassen (Berater, Freunde etc.).

Wie bitte? Wenn ich das alles so lese, fange ich an mir Sorgen zu machen. Ich muss zukünftig an so viele Dinge denken und das auch noch gleichzeitig? Lieber Doc, wie soll ich das denn lösen? Sie wollen mich durch Ihr Buch doch nicht verunsichern, oder? Ich habe jetzt so viel Input bekommen, dass ich erst einmal eine Lesepause zum Nachdenken brauche. Wenn Sie, lieber Leser sich auch so fühlen, pausieren Sie doch einfach mit mir zusammen und

> starten dann mit neuer Energie wieder mit mir durch. Vielleicht nutzten Sie auch die Pause, um über das gelesene nachzudenken.

Ja, legen Sie ruhig eine Pause ein, verunsichern möchte ich Sie keinesfalls. Ich habe hier das Wissen hunderter Seiten aus mehreren Büchern und wissenschaftlichen Arbeiten verarbeitet. Sie machen es bereits richtig, wenn Sie wissen, dass es Denkfehler gibt und Sie, bevor Sie ein Geschäft abschließen oder sich Probleme bzw. Konflikte anbahnen, sich das eine oder andere in Erinnerung rufen. Vielleicht machen Sie sich eine Hitliste Ihrer 10 beliebtesten Denkfehler, der wichtigste steht natürlich ganz oben. Diese Hitliste wird sicherlich anders aussehen als meine, aber sie kann Sie rechtzeitig warnen, immer dann, wenn Sie schleunigst System II bemühen sollten, auch wenn der Autopilot doch um so vieles bequemer ist.

Na, erholt? Dann kann es ja weitergehen. Mir ist es wichtig, Sie vor Verlusten zu schützen, seien sie

Wie bitte? - Svante Christoph Gehring

materieller oder immaterieller Natur. Ich möchte Sie daher darauf hinweisen, dass wir bei guter Gewinnchance (*z.B. 98%ig = 2%ige Verlustwahrscheinlichkeit*) diese offensichtlich unterschätzen! So wollen sich ca. 13% der Menschen – aus Furcht vor Verlust – auf kein Geschäft einlassen („Bestimmtheitseffekt"), dabei könnte es das ihres Lebens werden. Umgekehrt haben bei geringer Gewinnchance (*2%ig = 98%ige Verlustwahrscheinlichkeit*) 8% der Menschen „Lust" auf eine hohe Verlustwahrscheinlichkeit („Möglichkeitseffekt"). Auf lange Sicht ist dieses irrationale Verhalten natürlich dumm und teuer, wenn man z.B. ein kleines Risiko nicht tragen möchte, um einen unwahrscheinlichen Verlust zu vermeiden oder ein hohes Risiko eingeht, ohne annähernd eine realistische Gewinnchance zu haben (Lottospieler).

Diese Denkfehler - mit unnötiger Risikobereitschaft auf der einen und übertriebener Verlustangst auf der anderen Seite – finden wir nicht nur in der

Wie bitte? - Svante Christoph Gehring

Wirtschaft wieder sondern auch in allen anderen Lebensbereichen (Medizin, Justiz, Partnerschaft etc.)! Auch bezahlen wir wohl überproportional für den „Null-Risiko"-Fehler bzw. „Spielerfehlschluss" mit dem ungetrübten Glauben, für unabhängige Ereignisse gäbe es eine ausgleichende Gerechtigkeit (auch „Schicksalsglaube" oder „gambler fallacy"). Doch zurück zu der „Verlustangst" (*könnte man auch „Feigheit" nennen*). Sie wiegt im Schnitt um den Faktor 2 schwerer als eine berechtigte Risikobereitschaft bei hoher Gewinnchance. Nur die Rahmenbedingungen des Ausgangs(stand)punktes („Ankereffekt") oder eine emotional eingefärbte Entscheidungsfindung („Vorliebeeffekt") können das Gewicht in die eine oder andere Richtung verlagern. Kleine Risiken werden dann allerdings gerne ignoriert oder doch weit überbewertet, anscheinend nichts dazwischen, obwohl Statistiker doch behaupten: Es gibt keine Risiken, nur die Wahl der Messskala und die Art der Darstellung. Verlierer werden daher immer stärker als Gewinner um ihre Ziele streiten, weil sie sich vor

Wie bitte? - Svante Christoph Gehring

einem weiteren Verlust fürchten. Verlustangst bzw. Feigheit ist eine wichtige Wachstumsblockade in unserem Leben! Sollten wir dann die Angst vor Verlust überwinden und uns etwa als „Händler unseres Lebens" sehen (*mal gewinnt man, mal verliert man*)? Ist das die Formel des Erfolgs? Ganz ehrlich, ich weiß es auch nicht!

Wie bitte? Der Satz *„mal gewinnt man, mal verliert man"* ist so bestechend einfach. Wer kennt den nicht? Die Frage, ob das eine Formel für Erfolg sein kann, ist doch mehr als berechtigt. Sie spiegelt ein Stück weit Gelassenheit wider. Wie gehe ich damit um? Nicht jeder kann es sich in jeder Situation auch leisten zu verlieren bzw. wenn ich mir vorher Gedanken über den Worst Case gemacht habe, kenne ich meine Risiken. Vielleicht habe ich mir dann auch schon überlegt, wie ich mit den Folgen einer Niederlage umgehen könnte und welche Konsequenzen sich daraus ergeben. Wie sieht es aus Doc, wenn ich bei so einer Abwägung mein Verstandshirn einsetze, alle Möglichkeiten

Wie bitte? - Svante Christoph Gehring

durchspiele und die Gegenszenarien bezüglich einer Niederlage kenne? Kann sich dann daraus eine gewisse Lebensgelassenheit entwickeln? Ich habe in meinem Leben schon oft den Spruch gehört „Ich hatte keine Wahl". „Ich musste das so entscheiden". Dieser „weise" Spruch hat mich schon oft geärgert. Natürlich habe ich fast immer die Wahl. Meistens habe ich nur Angst vor den Konsequenzen, wenn ich mich anders entscheiden würde. Wir kommen doch immer wieder in Situationen, in denen uns z. B. unser Chef sozusagen Dinge aufzwingt, die wir für falsch halten oder gegen deren Ausführung wir uns innerlich sträuben. Selbstverständlich haben wir eine Wahl, die Konsequenzen wären möglicherweise Stress mit dem Chef, den Kollegen oder im schlimmsten Fall die Gefahr einer Kündigung. Die Wahlmöglichkeit besteht natürlich. Ich will nur nicht mit den Konsequenzen leben. Passiert mir das oft, kann mich das krank machen? Das wäre jetzt wieder eine Frage an meinen Doc.

Wie bitte? - Svante Christoph Gehring

Ich glaube schon, dass es uns ein Stück gelassener macht, wenn wir alle Optionen kennen und auch die Worst-Case-Rechnung in unsere Überlegungen einbinden. Letztere aber nur als eine unter vielen Optionen betrachten und nicht als Katastrophe. Man sollte von sich und seinem Umfeld nicht zu viel erwarten, man erspart sich dadurch Enttäuschungen. So gesehen bin ich ein optimistischer Pessimist und mit dieser Einstellung sehr gut gefahren, denn enttäuscht wurde ich selten. Es kam meistens besser, als ich es mir in meinem schlechtesten Szenario ausgemalt hatte. Ja, und es kann sich durchaus lohnen, wenn wir hier und da auch einmal etwas riskieren, unsere Verlustängste bzw. die Furcht vor Konsequenzen überwinden, um wichtige Entscheidungen unseres Lebens nicht zu verhindern. Bestehen keine Abhängigkeitsverhältnisse und bin ich am Drücker, kann ich mit kalkulierten Verlusten leben. Allerdings gebe ich zu, dass wir oft in Abhängigkeitsverhältnissen leben – und sei es „nur" gegenüber unserem Chef. Da muss ich natürlich

Wie bitte? - Svante Christoph Gehring

sauber abwägen, taktieren, ob die Situation Spielräume eröffnet, etwas zu ändern. Ich brauche mitunter Verbündete und eine Strategie, „um im Sinne aller zu gewinnen". Ja, Sie haben richtig gehört: „Siegen im Sinne aller!" Auch Ihr Chef und das Unternehmen sollten einen Gewinn davontragen, nur dann haben Sie einen nachhaltigen Erfolg eingefahren. Alles andere sind faule Kompromisse, einer zahlt dabei drauf, bleibt unbefriedigt, ist vielleicht beleidigt, hat klein beigegeben und sucht eine Chance des „gerechten" Ausgleichs oder schlimmer, trachtet danach, es Ihnen heimzuzahlen. Natürlich kommt es auch darauf an, dass Sie den richtigen Kanal und die richtige Art der Kommunikation wählen. Kann ich vielleicht – als Beispiel - meinen Wunsch dem Chef so schmackhaft machen, dass er zu seinem wird? So gesehen, habe ich immer die Wahl, die Instrumente meines Erfolgs so einzusetzen, dass sie mir und anderen hinterher nützen. Sie dafür auszurüsten, ist ein Anliegen dieses Buches, aber es gibt nie eine Garantie, manchmal kommt es

Wie bitte? - Svante Christoph Gehring

eben auch anders als erwartet. C'est la vie ! Eine offene Konfrontation in einem bestehenden Abhängigkeitsverhältnis ist hingegen meist wenig nützlich. Vielleicht gibt Ihnen das nächste Kapitel bereits einige Anregungen?

So lassen wir uns gerne manipulieren

Eine ehrliche Zuwendung, direkter Blickkontakt, ein adäquater, der Situation angemessener Körperkontakt und Großmut sorgen für Nachdruck und zahlen sich (*nicht nur finanziell*) meist aus. Dabei zählt Sympathie mehr als finanzielle Zuwendung bzw. Bestechung („liking bias") und motiviert Belohnung mehr als Bestrafung. Möchte man sich etwas kaufen, sollte man sich emotionale Bindungen wegdenken! Die können als ideeller Wert z.B. bei einem Sammler zum Produkt selbst bestehen. Teuer kann mir auch eine sympathische Verkäuferin werden. Indem wir uns unserem Gegenüber anpassen in Stimme, Wortwahl, Gestik, Mimik, Haltung etc. – meint aber kein

Wie bitte? - Svante Christoph Gehring

„Arschkriechen" - initiieren wir eine soziale Vertrautheit und Bindung, der wir nachher mehr abverlangen können („Chamäleon-Effekt"). Wenn wir dann eine Gefälligkeit einfordern (*besonders moralischer Art*), können wir im Nachgang mehr einfordern („Fuß-in-die-Tür-Technik" und Spenden-Trick). Es gibt dabei so etwas wie eine „Wechselseitigkeitsnorm", weil wir nicht in der Schuld eines anderen stehen wollen. So wäscht eine Hand die andere! Indem wir zunächst das Maßlose fordern, können wir dann das Maßvolle durchsetzen („Tür-ins-Gesicht-Technik" oder „Reziprozität"). Allerdings entscheiden wir uns im direkten Vergleich für das Vernünftigere und landen mit unserer Entscheidung in der Mitte der Angebote. Dies scheint unserer Erfahrungswelt zu entsprechen: zwischen den Bäumen gehen wir hindurch und der Pilot landet – in der Regel - auch in der Mitte der Landebahn. Wenn ich also etwas verkaufen möchte, gebe ich rechts und links oder nach oben und unten zwei Scheinangebote ab und stärke das eigentlich von mir favorisierte, mittlere

Wie bitte? - Svante Christoph Gehring

Angebot. Vorsicht, die unmittelbare Belohnung trübt unsere logische Einschätzung (*„der Spatz in der Hand"*), der „emotionale Zinssatz" steigt dann an. Ein Aufschub kann sich für Sie also oft lohnen (*„auf die Taube auf dem Dach warten"*)!

So werden wir durch unsere Umgebung, die Situation und unseren Gemütszustand in unseren Entscheidungen beeinflusst („Priming"). Der erste Eindruck („Impression"), die Menschen, Dinge und Situationen auf uns in den ersten Minuten machen, „überstrahlt" alles Kommende („Halo-Effekt")! Diesen Eindruck wollen wir in der Folge nur noch bestätigt wissen („konfirmatorisches Hypothesen-Testen"). Werden mir dann während einer Präsentation Inhalte klar, kontrastreich und Vertrautes wiederholt präsentiert („mere exposure effect"), glaube ich sie eher. Sind während des Vortrags genügend auf das gewünschte Ergebnis hinweisende, positiv besetzte Attribute versteckt genannt oder werden Suggestionen eingesetzt,

Wie bitte? - Svante Christoph Gehring

werde ich ganz sanft „geprimt" und in eine erwartete Richtung gedrängt.

Es gibt hier ein beeindruckendes Experiment mit Studenten, die nach einem Vortrag, in dem nur indirekte Hinweise und Attribute des Alters genannt wurden, mit kleinen Schritten und gebeugter Haltung – als ob sie wirklich gealtert seien - davon schlurften. Tritt der Vortragende souverän auf, trinke ich dabei ein warmes Getränk und fühle mich wohl, werde ich nicht nur den Vortragenden sympathischer finden, sondern auch seine Botschaften eher annehmen, als bei entgegengesetzten Rahmenbedingungen. Die augenscheinliche Dominanz und das sichere Auftreten des Vortragenden vermitteln den Eindruck von Kompetenz und Vertrauenswürdigkeit, Sympathie und Mögen stehen dem nach. Ich unterliege dem „archaischen Unterwerfungsreflex" und folge dem „Leitwolf". Mein Autopilot winkt dann die Ergebnisse und Schlussfolgerungen durch und mein Bewusstsein fühlt sich nicht veranlasst, den

Wie bitte? - Svante Christoph Gehring

energiereicheren Modus II einzuschalten. Daher ist „weniger oft mehr", um eine Situation zu erfassen!

Wie bitte? Wieder so ein bekannter Satz: „Weniger ist oft mehr!" Lieber Doc, wie soll ich mir das denn vorstellen und wie dagegen schützen? Außerdem scheint es ziemlich einfach zu sein, mich zu manipulieren.

Sie könnten sich z.B. den Vortragenden, die Umgebung(ssituation) bzw. die Rahmenbedingungen wegdenken (*setzt eine gehörige Portion Imaginationsfähigkeit voraus*)! Oder Sie erzählen den Vortrag zur kritischen Bewertung noch einmal einem Freund und fragen ihn nach seiner Einschätzung! Das Gleiche gilt natürlich, wenn Sie sich in einem Geschäft von einer sympathischen Verkäuferin um den Finger wickeln lassen.

Haften unsere Sinne an einem Ereignis, unterliegen wir auch einer „isolierten sensorischen

Wie bitte? - Svante Christoph Gehring

Aufmerksamkeit", d.h. oft ist nur ein Sinnes- bzw. Wahrnehmungskanal freigeschaltet. Geben Sie z. B. bei Google „Basketball" und „Gorilla" ein und sehen Sie sich das Video bei YouTube dazu an. Na, wie ist das Experiment ausgegangen? Gleichzeitig schlägt aber auch noch eine „Aufmerksamkeitsblindheit" bei unerwarteten Veränderungen zu. Es gibt ein „First-Date-Experiment", bei dem, ohne dass es dem Mann aufgefallen wäre, die Kleidung und die Haare seiner „First-Date-Dame" sowie die Bedienung und die Restaurantumgebung komplett ausgetauscht wurden. Zauberer aber auch Trickbetrüger manipulieren uns erfolgreich mit diesen Wahrnehmungsbeschränkungen. Dabei ist unser(e) visuelle(s) Wahrnehmung(sgedächtnis) oft überrepräsentiert und dominierend. Eine gestenreiche Sprache, die Bilder im Kopf des Gegenübers erzeugt, ist daher sehr einflussreich! Denken wir wieder an den mitreißenden Politiker.

Wie bitte? - Svante Christoph Gehring

Wir lassen uns auch durch einen „Ankereffekt" manipulieren. Dabei wird „die Latte" oder ein erstes Angebot hoch gesetzt (*eine Duftmarke gesetzt*), bevor die eigentliche Leistungsfähigkeit „des Hochspringers" bzw. der eigentliche Wert eines Produktes ermittelt wurde. Man sollte daher Basispreise nie akzeptieren, begründet anzuzweifeln oder den ersten „Anker(preis)" setzen! Auch sollte man die erste Message einer Story absetzen, denn Anker beeinflussen uns zu annähernd 50% in unseren Ansichten und Entscheidungen. Der Referenzpunkt bzw. Ausgangspunkt (*kann auch gedacht in der Zukunft liegen*) beeinflusst auch, ob wir einen „gefühlten Gewinn bzw. Verlust" erzielen oder Gerechtigkeit empfinden. Wenn bei mir die Gehaltserhöhung kleiner ausfällt als bei den anderen, kann ich mich nicht mehr so recht über sie freuen. Ein Vergleich bietet auch das Wassertemperatur-Experiment: Wenn ich meine linke Hand in sehr kaltes Wasser und meine rechte in sehr warmes halte und anschließend beide Hände in wohltemperiertes, werde ich einen

Wie bitte? - Svante Christoph Gehring

Unterschied wahrnehmen. Man könnte auch sagen, wir interpretieren ein Ereignis immer in Relation zu irgendwelchen Ankern. Dabei ist es egal, ob dieser gedacht, impliziert oder wirklich ist bzw. ob dieser aus der Vergangenheit, Gegenwart oder Zukunft stammt. Mit einer absoluten Betrachtungsweise haben wir so unsere Schwierigkeiten! Das Positive schafft dabei einen positiven Bezugsrahmen, das Negative einen negativen. 90%ige Gewinnchance hört sich einfach besser an als eine Verlustrate von 10% („Rahmeneffekt"). Das gleiche gilt auch in der Medizin für Überlebens- und Todesraten. Ein guter Arzt nennt die Überlebensrate, um einen positiven Behandlungsrahmen zu setzen!

Unser gesellschaftliches Verhalten

Die Selbstorganisation in Gruppen zeigt offensichtlich bei „Säugetieren" ca. 20% „Versorger", die sich für andere einsetzen und ggf. auch aufopfern (*in der Beschaffung von Nahrung*), 30% „autonome Transporteure", die sich an der

Wie bitte? - Svante Christoph Gehring

Verteilung und den damit verbundenen logistischen Aufgaben beteiligen. Die restlichen 50% sind „Profiteure", die sich gerne auf die „faule Haut" legen. Eigenverantwortung funktioniert auch nicht, wenn der Nutzen nur beim Einzelnen liegt, aber die Gemeinschaft dafür bezahlen soll (*soziale Leistungen? „Es ist schwierig, jemanden von etwas zu überzeugen, wenn sein Einkommen davon abhängt, es nicht zu verstehen"*).

Dabei gibt es tatsächlich so etwas wie eine „soziale Faulheit" bei einfachen, dem Einzelnen nicht zuzuordnenden Arbeiten, die sich messen lässt: 1 Person leistet (=) 100%, 2 = 140% (*entspricht einem 30%igen Leistungsabfall pro Person*), 4 = 200% (*50%↓ pro Person*), 6 = 240% (*60%↓ pro Person*). Ein Buchhalter bucht 100 Rechnungen, zwei aber nur 140, weil sie sich bei der Arbeit unterhalten, bzw. der eine denkt, „Was ich nicht schaffe, macht halt der Kollege"! Daher sollte man nur das Ergebnis bezahlen und nicht den vermeintlichen Aufwand („Anreizsensitivität")!

Wie bitte? - Svante Christoph Gehring

Allerdings ist bei komplizierten Herausforderungen, bei der Expertise, Fähigkeiten und Kompetenzen gefragt sind, eine Gruppenleistung oftmals besser! Bei guter Vorbereitung des Einzelnen fördert Konkurrenz die Leistungsfähigkeit, bei schlechter wird sie eher behindert. Froh gestimmte Menschen machen um 50% mehr (Flüchtigkeits)Fehler, sind dafür aber kreativer! Allein der Glaube, die Arbeit verbessere die Stimmung, erhöht den Eifer und die Arbeitsmoral. Dabei sollte eine intrinsische Motivation (*Idealismus und Altruismus, gefördert durch soziale Anerkennung*) nicht durch Geld, unnötige Beurteilungen und Kontrollen zerstört werden!

Wir halten oft an einem falschen „Gerechtigkeitsglauben" fest, denn *„Jeder bekommt das, was er verdient hat!"* Dabei unterstellen wir die „Schuld des Opfers", so können wir eher die Ungerechtigkeit der Welt ertragen, ohne sie verändern zu müssen. Wir interpretieren das Verhalten und „Ergebnis" anderer mit inneren,

Wie bitte? - Svante Christoph Gehring

persönlichen Faktoren (*zu 90% beachtet*) und weniger mit situativen, äußeren Faktoren (*nur zu 10% beachtet;* „fundamentaler Attributionsfehler"). Wir können diesem Fehler nur begegnen, indem wir uns in den anderen hineinversetzen. Hier ist Empathie gefragt! Für uns selbst verfallen wir aber auch gerne dem Irrglauben: *„Wenn ich Gutes tue, wird mir Gutes widerfahren"*. Vielleicht ist es hilfreich, seine eigenen Glaubenssätze zu erkunden, sie zu relativieren und einen neuen Standpunkt einzunehmen!

Wie bitte? Vielleicht ist das von mir etwas naiv gedacht, aber ich halte den Glaubenssatz *„Wenn ich Gutes tue, wird mir Gutes widerfahren"* nicht für einen Irrglauben. Ich finde es grundsätzlich gut, anderen Gutes zu tun. Das halte ich für eine gesellschaftliche Verpflichtung. Auf keinen Fall verbinde ich damit allerdings die Erwartung, dass mir immer und jederzeit auch Gutes widerfahren wird. Vielleicht ist der zweite Halbsatz dieses Glaubenssatzes das „Problem". Das Gute sollte

Wie bitte? - Svante Christoph Gehring

immer ohne Erwartung einer Gegenleistung erbracht werden. Das hört sich vielleicht wirklich etwas pathetisch an, aber es gibt Millionen von Menschen, die einfach aufgrund Ihrer persönlichen Einstellung z. B. im Rahmen von Ehrenämtern selbstlos tätig sind. Ich bin selber in einer Charity-Vereinigung tätig und habe sehr viel Spaß und Freude daran. Es ist einfach ein tolles Gefühl mit gleichgesinnten Menschen etwas Positives zu bewegen. Das bringt sogar richtig Spaß und schafft eine eigene Art von Lebensfreude und zwar unabhängig von der Frage, ob mir Gutes zurückgegeben wird. Sie können sich über diesen Weg sogar ein völlig anderes soziales Umfeld schaffen. Insofern lieber Doc, kann ich diese Aussage nicht unkommentiert lassen.

Ihr Einwand ist voll und ganz berechtigt. Natürlich ist es wichtig, dass wir nicht nur selbstbezogen sondern auch altruistisch handeln. Das bringt unsere Gesellschaft voran. Und ja, es macht uns sogar glücklich, andere zu beglücken. Insofern

Wie bitte? - Svante Christoph Gehring

halten sich Eigennutz und Fremdnutzen irgendwie die Waage. Ich wollte nur darauf hinweisen, dass sich dieser Einsatz nicht in einem „Return on Invest" aufrechnen lässt. Ich möchte hier vor Enttäuschungen schützen. Ein Mensch, der ein Leben lang „Gutes" in seinem Betrieb getan hat und am Ende mit einem feuchten Händedruck auf die Straße gesetzt wird, weiß, wovon ich spreche. Für mich steht die Maxime: „Mache es in erster Linie für Dich - tue Gutes, weil es Dir gut tut, aber erwarte nichts!" Mit dieser Einstellung wurde ich noch nie enttäuscht, da meine Erwartungshaltung an meine Umwelt gleich „Null" ist. Im Gegenteil, und das spricht für unsere Gesellschaft, ich wurde oft sogar positiv überrascht. Aber klar ist auch, wenn ich Gutes tue, erhalte ich keine „Absolution", mein Schicksal wartet trotzdem auf mich! Mit anderen Worten, weil ich als Arzt Krankheiten heile oder lindere, darf ich natürlich nicht erwarten, dass ich verschont bliebe. Einige Menschen glauben dies jedoch und hadern dann mit ihrem Schicksal, wenn es sie erwischt: „Warum ich, ich habe mich doch ein

Wie bitte? - Svante Christoph Gehring

leben lang gesund ernährt und Sport getrieben?" - „Warum ich, ich habe doch immer nur Gutes getan und keine Schuld auf mich geladen?"

Geht es um Hilfeleistungen bzw. Hilfsbereitschaft, stört uns die sogenannte „Verantwortungsdiffusion" (*1 Pers. hilft einer anderen zu 85% in weniger als 1 Min., 2 Pers. zu 60% in 1,5 Min., 6 Pers. zu 30% in 2,5 - 3 Min.*). Ich vermute, wir alle haben Angst einen Fehler zu machen und Verantwortung zu übernehmen und hoffen „im Rudel" auf den Leitwolf, der die Initiative ergreift.

Wir unterliegen auch einem „Unterlassungsirrtum" („omission bias"), dass der Nutzen „Nichts-zu-tun" höher sei, als aktiv zu helfen. So versteckt sich jeder mit seiner Verantwortung in der Gruppe. Auch Geld, selbst nur der Gedanke daran, kann unser Mitgefühl und unsere Hilfsbereitschaft senken. Wen wundert es da, dass Reichtum in die soziale Isolation führen kann. Im Gegensatz dazu fördern Schuldgefühle, Ähnlichkeiten mit dem Opfer, gute Stimmung, Vertrautheit und erwartete positive,

Wie bitte? - Svante Christoph Gehring

soziale Konsequenzen die Hilfsbereitschaft („*Charity-Lady aus Leidenschaft*"). So verlieren auch Täter mit der Nähe zum Opfer oder als alleinige Entscheider (Täter)Kraft! Das wissen wir intuitiv, denn Geiseln versuchen eine emotionale Nähe zu den Geiselnehmern herzustellen („Stockholm-Syndrom").

Drohen, im Gegensatz zur Inaktivität (*ich kann ja nichts verlieren*), negative Emotionen durch das erwartete Ergebnis des Handelns (*z.B. Verlustangst*), entsteht so etwas wie „Verantwortungsflucht"! Davon abzugrenzen ist der „Aktivitätsfehler" („action bias"). Wenn wir etwas ganz stark wollen, überschätzen wir Aktivität und Leistung in ihrer Wirkung gegenüber einem überlegten Abwarten! Wir nennen dieses umgangssprachlich auch „blinden Aktionismus", wenn wir mit unserem Wunschziel beschäftigt sind und nach vorne preschen, aber nicht verstanden haben, dass andere unser Ziel gar nicht als wünschenswert erachten.

Wie bitte? - Svante Christoph Gehring

Wie bitte? Neigen wir nicht grundsätzlich eher dazu zu handeln als abzuwarten, wenn wir ein Ziel erreichen wollen? Wir stehen doch immer mit anderen im Wettkampf und dabei soll ich dann einfach stehenbleiben und abwarten? Auch wenn Sie vom überlegten Abwarten sprechen. Das stelle ich mir sehr schwierig vor. Alle laufen los und ich bleibe kontrolliert stehen und gewinne? Jetzt kommen Sie mir bitte nicht mit dem Argument, es geht nicht ums Gewinnen. Letztendlich geht es auch um Erfolg im Leben und das bedeutet immer wieder, sich auch gegen andere durchzusetzen.

Sicher haben Sie recht, ein Ziel erreichen wir meist nur über die Handlung in Abgrenzung zu den Interessen der anderen Mitstreiter. Aber zwischen blinden Aktionismus und besonnenem Handeln, zu dem auch das besonnene Abwarten zählt, steht der Unterschied des Erfolgs. Natürlich stehen wir auch im Wettbewerb, aber vielleicht nicht in dem, um die bessere Person, sondern in dem, der besseren Idee, die dann andere wiederum mitreißen könnte!

Wie bitte? - Svante Christoph Gehring

Wenn ich meine Person über die Sache stelle und dabei anderen permanent auf die Füße trete, darf ich mich hinterher nicht beklagen, wenn meine Mitstreiter die gleichen Spielregeln für sich beanspruchen. Natürlich kann man sich in dieser Weise auch durchsetzen, leider aber auch verlieren. Kenne ich aber die Interessen und die Gefühlslagen meiner Mitstreiter, kann ich sie vielleicht dort abholen und auf eine gemeinsame Reise zu meinem nicht offen formulierten Ziel mitnehmen und so Reaktanz (Gegenwehr) vermeiden. Ich sollte ihnen aber dabei ihren eigenen Erfolg lassen und ihren Beitrag wertschätzen. Gewinnt dadurch meine Idee, hat sie sich gegen andere Ideen durchgesetzt und auch ich als Person habe dann Erfolg. Setzt sich meine Idee nicht durch, habe ich Misserfolg. Aber vielleicht bleibt meine Person davon ja unbeschadet, wenn ich den Konkurrenzkampf von Anfang an nicht auf die Menschen bezogen habe. Meine Losung könnte lauten: „Die bessere Idee sollte sich durchsetzen!" Dann neide ich dem anderen Mitstreiter die bessere Idee auch nicht, sondern unterstütze ihn sogar, sie zu verwirklichen. Und ist der andere dann noch weise, so lässt er mir meinen Erfolg an seinem Erfolg. So hat er gute Chancen, dass ich ihn wieder unterstützen werde und umgekehrt gilt dies natürlich ganz genauso.

Wir suchen intuitiv die Nähe zu erfolgreichen oder statusträchtigen Menschen in der Hoffnung, Status und Erfolg strahlt auf uns aus. Lachen und Lächeln, Ähnlichkeit im Aussehen und sozialem Status lässt uns nicht nur sympathischer erscheinen, sondern fördert die gegenseitige Kooperationsbereitschaft. Diese wird hingegen geschwächt, wenn wir ein Klima der Denk- und Handlungsunfreiheit schaffen und Druck ausüben (*Ausgangswiderstand + 50%*) oder Repressalien androhen (*Ausgangswiderstand + 90%*). Wir tun das Gegenteil, wenn wir uns nicht frei entscheiden dürfen („psychologische Reaktanz")! Es gibt aber so eine Art „Macht der Machtlosen" (*indem sie an unser Gewissen appellieren*), der wir uns hier und da beugen!

Wie bitte? - Svante Christoph Gehring

Wir handeln oft im „falschen Konsensus" mit anderen, da wir zwar glauben *andere denken wie ich*" aber gleichzeitig auch *andere ähneln mir mehr als ich ihnen*". Wir überschätzen die Aufmerksamkeit und das Urteil anderer über unser Aussehen und unsere Handlungen („Scheinwerfer-Effekt"). Es gibt auch so etwas wie einen „Konformismus" oder „Herdentrieb", der Unterordnung gegenüber der Mehrheitsmeinung bzw. dem Massentrend bei bis zu 40% der Gruppenmitglieder erzeugt. Nur ca. 6% wären bereit, auch aktiven Widerstand zu leisten. Konformismus wächst mit der Gruppengröße (*bis 5 Personen*). Generell nähern wir uns in unserer Meinung gerne der Mitte an („Null-Linien-Effekt" bzw. „Regression zur Mitte"). In Gruppen sollte daher vor der eigentlichen Sitzung die Position jedes Einzelnen abgefragt werden! Personen mit geringem Selbstwert - und für mich überraschend - auch autoritäre Persönlichkeiten passen sich dabei stärker der Gruppenmeinung an (*Scheinwerfer-*

Effekt oder/und Verlustangst?), genauso wie Frauen eher Männern und umgekehrt.

> **Wie Bitte?** Wieso passen sich autoritäre Persönlichkeiten stärker der Gruppenmeinung an? Das interessiert mich jetzt einfach. Das könnte eine Lösung bei Problemen mit bestimmten Typen aus den Führungsetagen sein. Das passt gut zu Ihrer Aussage, dass ein offener Konflikt bei Abhängigkeitsverhältnissen nicht ratsam sei. Das wäre möglicherweise ein Ausweg.

Ich denke, die Antwort ist ganz einfach. Sie wollen nicht abgewählt werden oder einem anderen Leithammel Platz machen, sondern die Gruppe weiter führen. Führen kann man aber nur gut, wenn man die Gruppe, die geführt werden soll, hinter sich hat. Ich denke da folgt auch einer aus der Führungsetage oft eher seinem Instinkt oder Autopiloten als dem Verstand. Sicher kommt es auf die Situation an. Aber eine gute Strategie ist sicherlich, seine konträre Meinung zur

Wie bitte? - Svante Christoph Gehring

Gruppenmeinung reifen zu lassen, bevor man den Chef damit konfrontiert!

Geht es um unser Geschlecht, so haben Frauen wie Männer Angst vor der Aufdeckung eines negativen Stereotyps (*schafft Verhaltensanpassung, mindert Leistungsfähigkeit*). Wissenschaftlich halbwegs abgesicherte Stereotype sind:

Frauen suchen eher den Status und materielle Sicherheit und wissen, dass sich Schönheit und Lächeln auszahlt! Frauen tratschen lieber als Männer und suchen so Verbündete gegen Rivalinnen, da sie sich vor der Attraktivität anderer Frauen fürchten und sich vor Gerüchten schützen wollen. Sie besitzen mehr soziale Kompetenz und verbale Fähigkeiten (*in Vorträgen bieten Frauen u.a. weniger „Ähs" an als Männer*).

Männer sind visuell leichter zu stimulieren und suchen die Attraktivität der Frau (*Fruchtbarkeit*). Sind sie dann sozial aktiv z.B. während des

Wie bitte? - Svante Christoph Gehring

Studiums, scheint sie diese Aktivität so weit zu absorbieren, dass ihre Studierleistung nachlässt. Frauen bezahlen soziale Aktivität nicht mit Leistungseinbußen. Männer wissen, dass sich Kompetenz auszahlt! Männer bieten Kampf, Einsatz, akademische Leistungen in Extremen (*Autisten, Asberger-Syndrom; hier dann Einbuße der sozialen Kompetenz*) besonders bei räumlichen Aufgaben und fürchten sich vor dem Sozialstatus des Rivalen.

Bezüglich Seitensprüngen landen unangenehmere, überheblichere und im Urteil unsichere Männer sehr oft bei attraktiveren, aber auch neurotischeren, maskulineren und weniger zärtlichen Frauen. Ängstliche, Konfrontation meidende und eifersüchtige Menschen haben in der Regel kürzere Bindungen (*wen mag das wundern?*).

Vielleicht hilft Ihnen dieser Abschnitt über Denkfehler, um sich selbst zu reflektieren, wenn Konflikte im Leben auftauchen oder bewusste

Wie bitte? - Svante Christoph Gehring

Entscheidungen gefragt sind. Ich schaue regelmäßig in diese Kapitel und wundere mich immer wieder über mich selbst! Aber ich gebe zu, es ist auch eine sehr „zähe" Materie!

Wie bitte? Also, lieber Doc., die „zähe" Materie wurde abrupt beendet! Ich will jetzt nicht schon ein Resümee ziehen, sondern einfach nur anmerken, dass ich das nicht als zäh empfinde, sondern eher als gemäß Ihres Vorwortes: Sie pflücken mir die Blumen und ich stelle den Strauß zusammen? Nun sitze ich hier mit meinem Blumenstrauß. Was meinen Sie wie er aussieht? Viel zu groß und unsortiert. Ich werde jetzt anfangen die richtige Komposition meines Straußes zu finden. Vielleicht mache ich auch viele kleine Sträuße daraus. Mal sehen. Auf jeden Fall danke ich Ihnen schon einmal für die Blumen. Die, die nicht zu mir passen, gebe ich Ihnen zurück und die anderen stelle ich mir in meine Vase.

Sie machen das genau richtig, so gehe ich auch

Wie bitte? - Svante Christoph Gehring

vor!

Kennen Sie die Mitte? - Ich nicht!

Vielleicht haben Sie wie ich eine Abneigung gegenüber Gesundheitsaposteln und –gurus, die genau zu wissen scheinen, was für mich und den Rest der Menschheit gesund und richtig ist. Täglich werden wir mit Modebegriffen und Anglizismen wie „Work-Life-Balance" traktiert, als ob die Sache mit dem Ausgleich zwischen Beruf und Freizeit oder dem „Finden der Mitte" so einfach wäre und es einen Standard geben würde. Müssen wir nicht vielmehr auch mit unserer Vergangenheit im Ausgleich stehen, Traumata verarbeitet und verpasste Chancen verdaut haben? Muss ich nicht auch mit meinen Mitmenschen im Ausgleich stehen, mit meinen inneren Gefühlen und Wünschen? Mir drängt sich die Frage auf, ob wir in der modernen Welt, in der wir heute mit ihrer zunehmenden Komplexität und Verdichtung von Arbeit und Zeit leben, überhaupt noch Schritt halten können? Eine

Wie bitte? - Svante Christoph Gehring

immer schnellere Taktung von Informationsereignissen und Erreichbarkeit lässt uns immer weniger Zeit für uns selbst. Ist Ausgeglichenheit überhaupt noch ein wünschenswertes Ziel in unserer heutigen Zeit? Stellen Sie sich doch einmal vor, wir wären alle mit uns und unserer Welt im Reinen - vollkommen zufrieden. Wo wir auch hinschauen, würden uns fröhliche Gesichter entgegengrienen. Friede, Freude, Eierkuchen bis zum Abwinken! Wer würde denn dann noch etwas in unserer Welt bewegen wollen, wenn alle zufrieden sind? Kommt nicht gerade aus der Unzufriedenheit und Unausgeglichenheit die Bewegung, Initiative für Neues, für Veränderungen?

Wie bitte? Vor kurzem fand in Hamburg der evangelische Kirchentag statt. Morgens beim Frühstück sagte der Radioreporter, dass er glauben würde, er wäre in der falschen Stadt. Es käme ihm vor, als wenn ein Ufo in der Stadt gelandet wäre. Aus dem Ufo wären lauter fröhliche und lachende

Wie bitte? - Svante Christoph Gehring

Menschen ausgestiegen und er hätte das Gefühl, er hätte sich in die falsche Stadt verirrt. Was für eine Aussage! Es scheint etwas Außergewöhnliches zu sein, vielen glücklichen und fröhlichen Menschen auf einmal zu begegnen. Ich wage jetzt einmal zu behaupten, dass diese Gruppe von Menschen vielleicht trotzdem in der Lage ist, etwas zu verändern. Der Auslöser für Veränderungen muss nicht immer nur die Unzufriedenheit sein.

Mh, ist es nicht viel mehr so, dass die fröhlichen und glücklichen Menschen in ihren Alltag zurückkehren und dort feststellen, dass sie auf dem Kirchentag noch unbeschwert mit Menschen zusammen sein konnten, die wie sie dachten und empfanden. Aber dass heute - hier und jetzt - wieder alles anders ist und lange nicht mehr so unbeschwert. Erwächst nicht aus dieser Diskrepanz der Wunsch, die Welt zu ändern?

Wie bitte? Für die ständige schnellere Taktung in unserem Leben sind wir doch selbst verantwortlich.

Wie bitte? - Svante Christoph Gehring

Wie heißt es heute so schön überall „Arbeitsverdichtung". Schneller, höher, weiter! Und warum? Es ist noch gar nicht so lange her, da haben wir alle noch Briefe geschrieben und dann auf die Antwort gewartet. Eine Wartezeit von zwei oder mehr Wochen war doch völlig normal für uns. Das hat uns auch keinen Stress gebracht. Heute schreiben wir Mails und rufen dann nach ein paar Stunden an und beschweren uns darüber, dass wir auf unsere Mail noch keine Antwort bekommen haben. Was löst dieses Verhalten dann wiederum aus? Das brauche ich wohl nicht mehr auszuführen, oder? Hier hilft nur noch der Griff an die eigene Nase. Wir produzieren permanent eigene Unzufriedenheiten, weil wir das selbst so entschieden haben. Wir haben es also auch selbst in der Hand, das zu ändern. Zu einfach? Macht nichts!

Klar, wir sind selbst verantwortlich und sich an die eigene Nase zu fassen, ist sicherlich richtig. Aber wir können uns der vorgegebenen Taktung unseres

Wie bitte? - Svante Christoph Gehring

Arbeitstages trotzdem oft nicht entziehen! Ein Beispiel aus meiner Praxis: Früher sind die Patienten nur zum Arzt gegangen, wenn sie richtig krank waren. Das ist in einigen Ländern noch immer so. Heute rennt der deutsche Durchschnittsbürger 18 Mal im Jahr zum Arzt! Warum ist das so? Gründe gibt es viele, u.a. verlangen die Arbeitgeber ab dem ersten Tag eine Krankmeldung, Medikamente können nur für maximal ein Quartal verordnet werden, Internet und andere Medien erzeugen immer mehr Hypochonder, die Arbeitsverdichtung macht die Menschen wirklich krank u.v.m.! Nun fasse ich mir an die eigene Nase: Ich bin z.B. in 18 Jahren nur einmal zum Arzt und Kollegen gegangen! Ändert sich für mich dadurch mein Alltag, obwohl ich mit gutem Beispiel vorangehe? Nein, leider nicht, ich muss trotzdem die Massen an Patienten jeden Tag bewältigen!?

Die Krise als Chance – „provoziere mich nicht oder besser doch!"

Wie bitte? - Svante Christoph Gehring

Ich sehe gerade in der Krise die Chance für positive Entwicklungsschritte, wenn wir ihr mit genügend Gleichmut und Geduld, Toleranz und Weitsicht begegnen. Jede Auseinandersetzung, jeder Konflikt bietet den Ausblick auf eine positive Weiterentwicklung, wenn wir guten Willens und bereit sind, nach kreativen Lösungen zu suchen. Dabei sollten wir unsere eigenen Gefühle, Ängste und Kränkungen überwinden, um für einen Mediationsprozess bereit zu sein. Es geht nicht darum, sein „Recht" durchzusetzen, sondern einen gemeinsamen Weg zu beschreiben und zu beschreiten. Eine gewisse Einstellung und Kultur der Konfliktbewältigung ist erforderlich, bei dem auch Profis wie Mediatoren und Psychologen ihr Geld wert sein können. Also kann uns eine gewisse Disharmonie in einen positiven Entwicklungsschritt einmünden lassen, da ist eine anfängliche Unzufriedenheit durchaus hilfreich. Werner Kieser, der „Erfinder" des Kiesertrainings, sagte sinngemäß: „Der Muskel entwickelt sich entlang des Widerstandes, die Psyche auch!" Ich stimme ihm zu.

> **Wie bitte?** Was für gewichtige Worte. Gleichmut und Geduld, Toleranz und Weitsicht. Wie finde ich kreative Lösungen und kann dem gerecht werden. Was soll ich denn nun sein: zufrieden oder unzufrieden? Ich muss unzufrieden sein, um den Veränderungsprozess anzustoßen. Außerdem muss ich zufrieden sein um nicht „krank" zu werden. Das ist mal eine echte Herausforderung.

Vielleicht ist die Antwort: weder – noch? Ich möchte Ihnen die Antwort hier schuldig bleiben und gebe sie erst im übernächsten Kapitel.

Der „Steinzeitmensch" im Computerzeitalter

Von unseren erblichen Anlagen sind wir noch Steinzeitmenschen, nicht dass dieser kein Stress gehabt hätte und nicht hier und da unzufrieden gewesen wäre, aber der Alltag sah doch ganz anders aus, wie wir bei Naturvölkern auch heute

Wie bitte? - Svante Christoph Gehring

noch beobachten können. Die Gegenwart wird bei ihnen noch durch die alltäglichen Bedürfnisse gelenkt. Hunger zu haben bedeutet, jagen zu gehen oder Beeren zu sammeln. Hatte ich Jagdglück und ist der Hunger gestillt, kann ich mich sekundären Bedürfnissen zuwenden – Sie wissen schon, was ich meine! Mit anderen Worten, das Leben wurde beim Steinzeitmenschen und Naturvölkern z.T. auch heute noch durch den Takt der Bedürfnisse und deren Befriedigung vorgegeben und nicht wie in unserer „modernen" Welt durch sich jagende Informationen und Nachrichten - sei es über SMS, WhatsApp, Telefonat, eMail oder anderen Medien – die auf schnelle Reaktionen und Beantwortung von uns warten. Unser Leben wurde immer schneller getaktet, zur Wahrnehmung der Gegenwart, des Innehaltens bleibt immer weniger Zeit. Zeitgenössische Philosophen nennen dieses Phänomen „Gegenwartsschrumpfung" und sehen darin einen Grund der zunehmenden Unzufriedenheit und des Burn-out-Syndroms - trotz gewachsenen Wohlstands. In einer philosophischen

Wie bitte? - Svante Christoph Gehring

Zeitschrift wurde von einem Autor das treffende Bild einer Rolltreppe gezeichnet, die wir permanent entgegen der Laufrichtung nach oben hetzen und die uns wieder nach unten zieht, in dem Moment, in dem wir innehalten. Gerade habe ich mein eMail-Account bearbeitet, eine halbe Stunde später sind die nächsten eMails aufgelaufen – ich schaffe es nicht, Oberhand zu bekommen. Sisyphos steht Pate und „ewig grüßt das Murmeltier"!?

Wie bitte? Lieber Doc sagen Sie mir, wollen Sie mich zurück in die Steinzeit versetzen, damit ich glücklich und zufrieden leben kann? Ich weiß noch nicht, auf was Sie eigentlich hinauswollen? Ich glaube kaum, dass es Ihnen und mir gelingen wird, die Welt zu verändern oder die Zeit zurückzudrehen.

Alles Yin oder Yang oder was?

Nein, keiner muss aussteigen oder zurück in die Steinzeit, beides kann doch sehr unbequem sein;-)

Wie bitte? - Svante Christoph Gehring

Ich möchte nur eine einfachere Betrachtungsweise, vielleicht ist das chinesische YIN-YANG-Prinzip nützlich. Da wären dann Unzufriedenheit und Zufriedenheit, Unausgeglichenheit und Ausgeglichenheit nur die sich ergänzenden Pole. Vielleicht ist die Lösung mit der „Balance und Mitte" doch einfacher, als wir denken? Vielleicht muss ich mich nur darum kümmern, dass meine „Lebensausschläge" und emotionalen Pole ausgeglichen werden. Lässt mich auch meine Unzufriedenheit zunächst zu neuen Ufern aufbrechen, was schon wieder Freude bereiten kann, so sollte ich beim Erreichen meiner Etappenziele auch einmal Innehalten und mich in Muße zufrieden zurücklehnen und den Anker werfen.

Wie bitte? Lieber Doc verzeihen Sie, aber wie bitte soll ich mich in der Mitte halten, wenn alle an mir zerren?

Ich verankere mich dann in der Gegenwart, verbiete mir die Rück- und Vorschau und stelle mich der

Wie bitte? - Svante Christoph Gehring

Gegenwartschrumpfung entgegen. Im Bild mit der Rolltreppe bewege ich mich dann aktiv und wahrhaftig nach oben, ganz bewusst und lasse mich anschließend passiv, aber genauso wahrhaftig und bewusst wieder nach unten ziehen. Also, ich betrachte den ganzen Vorgang als ein Ganzes, als zusammengehörige Gegenpole wie Ebbe und Flut und versuche beide Phasen zu genießen. Ich werde einfach nicht unter der Tatsache leiden, nie für längere Zeit oben zu stehen!

Wie bitte? Soll das wirklich so einfach sein? Ich balanciere nur noch meine Lebenspole aus und alles ist gut? Vor allem kann ich mir nicht vorstellen, die Ebbe (außer an der Nordsee) zu genießen. Wie genau meinen Sie das?

Auf Flut folgt Ebbe, auf Aktivität folgt Ruhe und Schlaf; auf Beruf Familie, Freunde und Freizeit? Auf Muskelanspannung folgt Muskelentspannung (oder Verspannung), dieses Prinzip macht sich z.B. die Progressive Muskelrelaxation nach Jacobsen zu

Wie bitte? - Svante Christoph Gehring

eigen. Vielleicht gelingt uns eine bewusste Entspannung besser, wenn wir vorher die Anspannung auch bewusst wahrgenommen haben? Also, auf Flut folgt Ebbe, auf Tag folgt Nacht! Wenn ich viel gebe, muss ich auch genügend nehmen? Nur „zu haben" macht auch nicht glücklich, ich muss auch „sein". Einem gesunden Egoismus, der Anderen nicht schadet und zum eigenen Nutzen ist, darf sicherlich hier und da mit Altruismus begegnet werden! Alles nur eine Frage der Dosis und Ausgewogenheit! In diesem Sinne trägt jeder Pol auch ein Stück Gegenpol in sich. Als Mann können mich also auch - dosiert eingesetzt - weibliche Stärken weiterbringen. Im Leid darf ich das Positive entdecken, denn ohne Widerstände und Konflikte keine Entwicklung, ohne Leid keine Freude, ohne Täler keine Berge, ohne Schicksal keine Selbstbestimmung!

Ich möchte hier auch noch einmal an den „inneren Kompass" erinnern. Wir brauchen Pole, um unseren Standpunkt zu ermitteln, unseren Weg zu

Wie bitte? - Svante Christoph Gehring

beschreiben, uns zu entwickeln, ohne geht es nicht. Als Optimist darf ich mich ruhig etwas bremsen, denn bin ich zu euphorisch, fange ich an, Fehler zu machen und Dinge zu übersehen (*s. Kapitel über Denkfehler*). Als Pessimist darf ich mich immer wieder von einer positiven Wendung überraschen lassen. Am besten bin ich wahrscheinlich mal das Eine und mal das Andere und trage den jeweiligen Gegenpol als „Klecks" in mir, ganz im Sinne des YIN-YANG-Symbols! Die Frage ist natürlich, warum beschweren wir uns, wenn es gerade einmal nicht klappt und der Negativpol zuschlägt? Negatives wiegt wahrscheinlich schwerer, weil wir früher in der freien Wildbahn vielleicht nur einmal einen Fehler machen durften und Negatives daher unbedingt vermieden werden musste, wenn wir überleben wollten! Außerdem bewerten wir natürlich ständig Alles und Jeden!

Wie bitte? Wie soll ich denn ohne zu bewerten durchs Leben kommen? Das würde ich vielleicht noch schaffen. Viel schwerer wiegt, dass andere

Wie bitte? - Svante Christoph Gehring

mich ständig bewerten.

Beobachten, nicht bewerten

Schublade auf, Schublade zu, Gut und Böse fein säuberlich – eben deutsch - wegsortiert. Bewerten und Einsortieren macht uns aber leider nicht glücklich, ein „Entweder-Oder" schränkt uns sogar ein! Wir wären wesentlich glücklicher, würden wir nicht ständig alles in Schubladen räumen und uns mit einer Bewertung der Situation und Umstände zurückhalten. Nicht mit unserem Schicksal hadern, wenn es – nach unserer Bewertung – zugeschlagen hat, sondern den Negativausschlag, wenn wir ihn als solchen schon bewertet haben, als Gegebenheit akzeptieren. Wo die Sonne scheint, ist nun einmal auch Schatten und der kann ja auch sehr angenehm sein - bei steigenden Temperaturen! Ohne eine vorzeitige Festlegung kann ich ein gesundes „Sowohl-Als-Auch" leben, Gegensätze und Pole als Gegenspieler eines größeren Ganzen annehmen. Vielleicht können wir es lernen, uns gebremst zu freuen und zu leiden, weil wir die Gegenpole in dem anderen erkennen und uns so mehr in der Mitte halten? Ich jedenfalls übe mich darin und es geht mir damit ganz gut. Vielleicht probieren Sie es auch oder haben schon einige gute Erfahrungen gesammelt? Wie stark die Bremse angezogen werden sollte, ist sicherlich typbedingt variabel und zu eng sollte dies sicherlich nicht ausgelegt werden. Ich freue mich in einem „sicheren Umfeld" gerne auch einmal ungebremst und wer möchte schon die Schmetterlinge im Bauch vermissen, ohne die wir ein „Verliebtsein" wohl nie richtig erlebt hätten und ohne die wir um eine Erfahrung ärmer wären. Na, und die Zeit danach, der Liebeskummer war doch auch eine Erfahrung wert oder („The first cut is the deepest")?

Wie bitte? Ah, jetzt glaube ich zu verstehen. Kommen wir hier wieder auf den Punkt mit den Emotionen zurück? Also, ich ziehe überall ein bisschen die Handbremse an und kontrolliere bzw. reguliere mich damit selbst. Dann sind die

Wie bitte? - Svante Christoph Gehring

Ausschläge nach oben und nach unten nicht mehr so groß. Ich bin also automatisch der Mitte immer näher, als dem Abgrund oder dem Gipfel und ich darf trotzdem ab und zu einmal auf den Berg steigen und mich bewundern lassen, also, ich meine natürlich mich ungebremst freuen. Jetzt frage ich mich nur noch, wie das denn im Alltag aussehen soll?

Also, shoppen sollten Sie nicht gehen, denn materielle Dinge bringen den Ausgleich nicht, es sei denn, die erworbenen Artikel besitzen für Sie auch einen ideellen Wert. Ich habe hier zwei Empfehlungen für Sie. Erstens: Erwarten Sie von sich und Ihrem Umfeld nicht zu viel, dann werden Sie selten enttäuscht! Diesen Tipp kannten Sie schon, aber ich habe auch noch einen zweiten: Wenn Sie nichts zurückbekommen, dann geben Sie sich es selbst zurück! Dann belohnen Sie sich für die kleinen Erfolge, die von Ihren Mitmenschen nicht gesehen wurden, denn Sie sind es sich selbst wert. Aber Vorsicht, ich wollte hier keinen Ratgeber schreiben, sondern nur Ideen zusammentragen. Letztendlich sollten Sie sich Ihren eigenen Weg zum Ausgleich suchen. Ich kann nur sagen, wie ich es mache oder mich bemühe, es zu machen.

Bewegen und Essen mit Spaß

Viele Patienten kommen frustriert in meine Praxis, weil sie sich zu dick fühlen! Bei einigen stimmt dies wirklich, gesundheitlich sind sie von zahlreichen Erkrankungen bedroht und ich werde sie deshalb beraten! Einige folgen auch nur einem durch Werbung und Hollywoodfilme vermittelten Schönheitsideal. Da helfe ich dann, indem ich versuche, eine andere Sichtweise zu fördern. Einige Übergewichtige kann ich aber auch sofort beruhigen, dass sie nicht zu dick sind. Es hat sich nämlich gezeigt, dass in höheren Altersstufen und im Falle mancher Erkrankungen ein leichtes Übergewicht der Gesundheit sogar dienlich sein kann. Ich möchte daher hier, vielleicht auch zur Auflockerung, einige Anregungen zum Thema

Wie bitte? - Svante Christoph Gehring

„gesunde Bewegung und Ernährung" geben, die eher die psychologische Seite des Problems beleuchten und keine allzu großen Ratgeberqualitäten entwickeln.

Wie bitte, Doc? Übergewichtige, die nicht zu dick sind? Ist das nicht ein Widerspruch in sich? Wie kann ich übergewichtig und gleichzeitig nicht zu dick sein. Und dann noch die Schleife zum Alter? Wann beginnt das Alter, ab dem ich genüsslich übergewichtig sein darf und vor allem woran erkenne ich, dass ich zwar übergewichtig, aber nicht zu dick bin? Verwirrt Doc? Ich auch. Können Sie den Knoten lösen?

Das, was Gewicht macht, könnte z.B. auch Muskulatur sein, ich bin dann zwar übergewichtig (*per Definition nach Body-Mass-Index = BMI*), aber nicht unbedingt zu dick. Erhöhte Muskel- gegenüber Fettmasse ist für unseren Stoffwechsel gesünder.

Das, was schädlich am Übergewicht ist, ist also nicht der Muskel oder schwere Knochen, sondern das Fettgewebe. Dann kommt es auch noch auf das Verteilungsmuster an, ein dicker „Bierbauch" (*eher männliches Verteilungsmuster*) ist gesundheitlich bedenklicher als „Hüftgold" (*eher weibliches Verteilungsmuster*). Hier müssen wir also differenzieren, es gibt schädlicheres Fett, was Entzündungsreaktionen z.B. an unseren Gefäßen oder Diabetes fördern kann („Bierbauch") und weniger schädliches Fett, was über das Gesamtkörpergewicht aber immer noch die Gelenke belasten kann („Hüftgold"). Und nun wird es noch verwirrender, denn tatsächlich hat sich, wie schon oben angeklungen, gezeigt, dass Abnehmen im Alter (über 60 Jahre) keinen Überlebensvorteil bietet und leichtes Übergewicht bei manchen Erkrankungen das Überleben fördern kann. Vielleicht weil man etwas zuzusetzen hat, aber die genauen Zusammenhänge sind noch nicht bekannt.

Klar ist sicherlich, wir haben weltweit ein Problem, denn wir werden immer dicker. Heutzutage sterben mehr Menschen an den Folgen des Übergewichts

Wie bitte? - Svante Christoph Gehring

als am Hunger. Mit anderen Worten: Während in der Dritten Welt immer noch viele Menschen am Hunger sterben, haben wir nichts Besseres zu tun, als uns zu Tode zu fressen! Ich möchte hier aber nicht zu moralisch werden (*auch wenn das mal so drastisch gesagt werden muss*), weil ich weiß, wie viele Menschen unter Ihrer Adipositas (Fettsucht) leiden! Was sind die Gründe?

Na, die meisten werden es wissen! Wir tragen immer noch unsere Steinzeitgene in uns, die auf Sammeln, Jagen (*langes Wandern und Laufen*) und Hungern (*wenn nicht genug gesammelt und gejagt werden konnte*) ausgelegt sind! Das Leben war unbequem und wir mussten gute Kostverwerter sein, um in Zeiten des Nahrungsüberflusses genügend Reserven anlegen zu können, damit wir in Hungerzeiten überlebten! Heute gibt es immer mehr wissenschaftliche Hinweise, dass gerade dieser Hunger, in überschaubaren Grenzen, unsere Gesundheit fördert und uns älter werden lässt. Hunger gibt es aber immer weniger in unserer Welt!

Wie bitte? - Svante Christoph Gehring

Die nächsten Fast-Food-„Restaurants", die nächsten Supermärkte und 24h-Kioske liegen in der Nähe. Selbst beim Tanken können wir uns heute rund um die Uhr gleich mitbetanken und mit Knabberkram eindecken! Ich beobachte übergewichtige Jugendliche, wie sie rund um die Uhr einen Softdrink in der Hand halten und sich ständig daran „säugen" (*gibt ihnen die Welt sonst keine „Nahrung" mehr?*). Und noch eines ist heute anders: Die Energiedichte unserer Ernährung hat zugenommen, versteckten Fetten und Zucker sei Dank!

Daraus lassen sich natürlich ganz einfache Empfehlungen ableiten, die Botschaften haben wir schon oft vernommen: „Liebe Leute, bewegt Euch mehr! Gestaltet Euer Leben wieder *unbequemer*! Esst mehr Ballaststoffe (*geringere Energiedichte durch Obst und Gemüse*) und weniger versteckte tierische Fette und Zucker! Haltet zwischen den 2-3 täglichen Mahlzeiten kohlenhydratfreie *Hungerphasen* ein!" Letztere Empfehlung leitet sich

Wie bitte? - Svante Christoph Gehring

daraus ab, dass jede Kohlenhydratzufuhr zwischendurch [*Softdrinks, gesüßter Tee oder Kaffee, Obst (Fruchtzucker), Joghurt (Milchzucker bzw. Fruchtzubereitung mit Zucker), Brot*] den Körper über eine Insulinausschüttung in den Aufbaustoffwechsel zwingt. Aufbaustoffwechsel heißt aber nicht Muskelaufbau, wenn ich mich zu wenig bewege, sondern Fettaufbau!

Was ist aber so schwer, diese einfachen Botschaften umzusetzen? Meine Antwort lautet: Bequemlichkeit, Gewohnheit, Angst vor Neuem und Frust! Alles Faktoren, die eben nicht durch unseren Verstand gelenkt werden, sondern vom Unbewussten bzw. Gefühlshirn. Mit anderen Worten: Die Botschaften erreichen nicht die richtige Adresse in unserem Gehirn! Wer nur aus dem Verstand heraus versucht, mit rigiden Vorgaben sein Gefühlshirn klein zu regieren, wird erfahren, dass er seine Vorsätze nicht lange durchhält oder von unkontrollierbaren „Fressattacken" heimgesucht wird!

Wie bitte? - Svante Christoph Gehring

Wie bitte? Lieber Doc, hier fällt mir Ihr Spruch ein, "man fühlt was man denkt". Hierüber läuft dann auch die Botschaft an mein Gefühlshirn. Wenn diese Botschaften nicht die richtige Adresse im Gehirn erreichen, was läuft dann konkret schief? Was muss ich machen, damit diese Botschaften richtig adressiert werden? Es reicht offensichtlich nicht aus, abnehmen zu wollen, sondern ich muss eine weitere äußere Kette in Gang setzen bzw. bestimmte Dinge nicht denken oder nicht ausführen oder das Denken verändern? Ich brauche also einen gedanklichen Rasterplan, den ich "abdenken" kann?

Wenn es denn so einfach wäre. Da gibt es keine „äußere Kette" oder einen „Rasterplan zum Abdenken", sondern nur einen guten Umgang mit sich, der auch innere Bedürfnisse berücksichtigt, den inneren „Schweinehund" achtet und vorsichtig nach Kompromissen Ausschau hält. Letztendlich geht es darum, wie viel Disziplin ich mir ohne innere Gegenwehr und Schaden abverlangen kann. Das

Wie bitte? - Svante Christoph Gehring

muss jeder für sich immer wieder neu ausloten, wie er sein Verstandshirn mit seinem Gefühlshirn in ein gutes Verhältnis setzt!

Wer sich immer nur mit anderen vergleicht und nicht akzeptieren will, dass sein Körper ein ganz eignes Maß an Bewegung und Ernährung benötigt, wird zudem fortwährend enttäuscht sein. Bevor ein „Wie bitte" kommt, auch dieses Maß muss immer wieder neu ausgelotet werden. Wenn ich die Lust nach Bewegung verspüre, frage ich mich zunächst, ob ich heute lieber gemütlich Fahrrad fahre oder mich fordere beim Laufen. Wenn ich mich für Letzteres entscheide, ist das aber noch lange keine Vorentscheidung für die Strecke und das Lauftempo. Das wird während des Laufens innerlich ausgelotet - kein Zwang.

Frust scheint darüber hinaus bestimmte Stoffwechselwege zu blockieren, so neuere wissenschaftliche Ergebnisse, die aber fürs Abnehmen notwendig sind. Manche Diäten und

Wie bitte? - Svante Christoph Gehring

Fastenkuren, werden sie übertrieben, führen dann auch noch dazu, dass wir zu immer besseren Kostverwertern werden. Unser Stoffwechsel stellt sich halt auf Hungerzeiten ein, was hinterher zu dem bekannten Jojo-Effekt führt und zu neuem Frust usw.. Daher müssen wir essen, um abzunehmen und dazwischen den Hunger disziplinieren!

Also, gesunde Ernährung und Bewegung gelingt nur, wenn ich beides mit Freude und Spaß begleite. Andernfalls entsteht innere Rebellion und Widerstand. Meinem „inneren Schweinehund" sollte ich versprechen, dass ich neben ein bisschen mehr Essdisziplin keinen Zwang ausüben und so genügend Freiräume lassen werde, für ein genussvolles Leben (*auch mal „alle-Fünfe-gerade-sein-lassen" können*). Dies muss individuell sehr unterschiedlich austariert werden. Hierbei kann eine psychologische bzw. hypnotherapeutische Begleitung und Unterstützung sehr erfolgreich sein. Mein Fazit ist, dass wir gerne auf dieser Welt sind,

Wie bitte? - Svante Christoph Gehring

wenn wir glücklich und zufrieden leben. Genauso kann ich es lernen, mich glücklich und zufrieden zu ernähren und zu bewegen. Warum sollte ich mich denn mit dem Zwang, abnehmen zu müssen, traktieren und mir meine innere Freude nehmen? Wer mit sich und seinem Leben zufrieden ist, hat sein „Wohlfühlgewicht" erreicht und sollte sich von keinem einreden lassen, er sei zu dick oder zu dünn.

Wie bitte, Doc? Ist das nicht eine besonders große Gefahr? Kann ich mir als „Dicker" nicht einreden, dass ich mich wohl und zufrieden fühle, bis der Arzt kommt?

Ja klar, das kann ich doch immer! Wir nennen es Autosuggestion, aber habe ich dann wirklich mein Maß gefunden und austariert? Nehme ich meinen Körper dann richtig wahr? Lebe ich im Ausgleich zwischen Verstand und Gefühl, wenn ich nicht merke, dass meine Gelenke und Knochen unter dem Gewicht ächzen und ich schnaufe wie eine

Wie bitte? - Svante Christoph Gehring

Dampflok, wenn ich die Treppen steige? Wer gesundheitlich gefährdet oder schon krank ist, sollte sich natürlich selber fragen, ob es da noch etwas gibt, was er auf dieser Welt lernen darf? Ich höre hoffentlich nie damit auf!

Vielleicht wundern Sie sich nun, Herr Kirschte, dass ich keine üblichen Ratschläge gebe, welche Lebensmittel Sie genau essen oder trinken sollen. Wie in der Medizin macht die Dosis das Gift. Welche Dosis welcher Mensch wann aushält oder im sogar gut tut, hängt von der Zusammensetzung seiner Nahrung insgesamt, seiner Darmbakterien, seinem genetisch und epigenetisch hinterlegten Stoffwechsel und vielen weiteren Variablen ab, die ich alle nicht kenne. Ich wundere mich über Experten, die da seitenweise Ratschläge geben und Diäten empfehlen. Meines Erachtens ist da vieles Mumpitz!

Soll ich mit dem Rauchen aufhören?

Wie bitte? - Svante Christoph Gehring

Ich weiß nicht, ob Sie es können, obwohl Sie verstandesmäßig natürlich wissen, dass Rauchen Ihre Gesundheit nachhaltig schädigt. Doch das wird hier kein Thema werden, vielmehr geht es mir um die psychische Seite der Sucht. Rauchen ist, betrachten wir die Rückfallquoten, sicherlich die stärkste Sucht. Für viele ist Rauchen auch nur die „falsche Freiheit", seinem Alltag für einen Moment zu entfliehen. Ich habe es vor zwölf Jahren trotzdem geschafft, aufzuhören und bin nicht nur stolz sondern äußerst froh, wieder wirklich frei zu sein. Es war mir erst gelungen, nachdem ich meine eigenen Motive zum Rauchen ergründet hatte. Dafür musste ich mich lange beobachten, bei welcher Gemütslage und Gelegenheit ich zum Glimmstängel griff. Nachdem ich dann noch einen wissenschaftlichen Artikel über Süchte gelesen hatte, wurde mir klar, dass es gar nicht darum ging, aufzuhören, der Sucht mit all ihren Facetten zu begegnen, sondern einfach nur darum, die nächste Zigarette nicht zu rauchen. Ich hatte einen Perspektivwechsel vollzogen, mein Suchtproblem erschien mir auf einmal lösbar.

Wenn Patienten wegen des Rauchens zu mir in die Hypnotherapie kommen, geht es genau um diesen eigenverantwortlichen Perspektivwechsel. Natürlich wünschen wir uns alle, dass es von außen erledigt wird: „Gib mir eine Pille, Doc, ein Pflaster oder Akupunktur, ich zahle gerne dafür. Hauptsache ich bin nicht selbst dafür verantwortlich aufzuhören oder muss mir hinterher kein Scheitern eingestehen!" Daher warne ich auch jeden Patienten vor der Hypnotherapie, denn meistens wird ein riesiges Fass aufgemacht. Der Hypnotherapeut legt den Schalter nicht um, hilft allenfalls innere Prozesse anzustoßen und respektiert die selbstregulierenden Kräfte der Psyche seiner Klienten, wenn er verantwortlich arbeitet. Dabei geht es dann oft - neben Stressverarbeitung und Konditionierung von falschen Belohnungssystemen - um nicht bewältigte Konflikte, Traumatisierungen, eine fortgesetzte Opferhaltung und/oder Unglücklich-sein mit dem

Wie bitte? - Svante Christoph Gehring

Leben. Rauchen ist dann nur ein Symptom, mit seinem Leben nicht zurechtzukommen. Eine andere Gruppe von Rauchern ist genau das Gegenteil, sitzt in Führungspositionen und ist äußerst erfolgreich. Sie nutzen Nikotin zur tatsächlichen Leistungssteigerung. Rauchen ist dort ein Lebensgefühl, hart, erfolgreich und unantastbar zu sein, was natürlich gesundheitlich nicht zutrifft.

Ich weiß natürlich nicht, zu welcher Gruppe Sie gehören und welche Motive bei Ihnen zum Tragen kommen, aber denken Sie darüber nach und beobachten Sie andere Raucher und ihre Motive.
Dies sei nur der erste Schritt, der zweite wird aber viel schwerer zu vollziehen, denn Sie müssen den inneren Hebel umlegen. Der wird eben nicht von einem anderen umgelegt, von Ärzten oder Psychotherapeuten. Sie müssen dazu – bildlich gesprochen – mit Ihrem eigenen Suchtteufel in Verhandlungen treten. Das sind Verhandlungen zwischen dem Verstands- und Gefühlshirn, die sind nie einfach. Vielleicht müssen Sie sich dann

Wie bitte? - Svante Christoph Gehring

innerlich versprechen, anders mit sich und Ihrem Leben umzugehen? Vielleicht erkennen Sie dabei auch, dass Sie die falschen Freunde haben, den falschen Partner oder Beruf? Nein, machen Sie lieber dieses Fass nicht auf, dann ist es doch besser, weiter zu rauchen oder?

Ich habe hier kein echtes „**Wie bitte**", traue mich aber trotzdem einen Kommentar einzufügen. Aus zwei Gründen. Einmal etwas zum Rauchen. Ich rauche jetzt schon 27 Jahre nicht mehr. Meine Motivation war damals ganz einfach. Mein erster Sohn wurde geboren und ich wollte nicht, dass er dem Nikotin ausgesetzt wird. Das war damals kein Problem und ging von heute auf morgen. Ich muss allerdings gestehen, dass ich sofort wieder anfangen könnte zu rauchen. Dieses Gefühl „eine zu rauchen" ist auch nach dieser langen Zeit bestehengeblieben. Nur weil mir mein Verstand sagt, es lieber nicht wieder auszuprobieren, ist es beim Nichtrauchen geblieben.
Was ich aber eigentlich zum Ausdruck bringen

Wie bitte? - Svante Christoph Gehring

wollte, lieber Doc, war Ihr Hinweis auf die Eigenverantwortlichkeit. Natürlich habe ich ein Stück weit die Erwartung an meinen Arzt, dass er mir zu helfen hat und mich in den Zustand bringt, den ich gern hätte. Wir haben in der Hypnotherapie zusammen tatsächlich so manches Fass aufgemacht und ich hatte dann danach die Arbeit und habe sie jetzt immer noch. Das Schwierige daran ist, dass es einfach nicht aufhört mit der Arbeit. Dieses Bewusstsein zu bekommen und es auch präsent zu halten, macht mir am meisten zu schaffen. Gern höre ich auf zu arbeiten, wenn es mir gut geht. Es dauert nicht lange und es geht mir wieder schlechter und es beginnt von vorn. Also nicht ganz von vorn, aber es ist eben mühevoll, den vorherigen Status wieder zu erreichen. Der Weg ist einfach nie zu Ende. Das, lieber Leser, sollte Ihnen bewusst sein.

Das möchte ich unwidersprochen stehen lassen, Herr Kirschte!

Wie bitte? - Svante Christoph Gehring

Vom Unsinn des Grübelns, stelle den Staatsfeind Nr. 1

Ob bei Stress, Trauer, Konflikten, Burn-out, Depression, Ängsten oder Schlaflosigkeit, ein häufiges Begleitsymptom ist das Grübeln. Da zerbricht man sich über Vergangenes oder Kommendes den Kopf, der Augenblick aber wird vollständig ausgeblendet. Das Gedankenkarusssell kann schnell wie ein Brummkreisel rotieren, sodass es einem weder gelingt, abzuschalten, noch einen *klaren* Gedanken zu fassen. In diesem Stadium nimmt das Grübeln einen die Psyche zersetzenden Charakter an, konzentriertes Arbeiten, in Ruhe lesen oder schlafen ist nicht mehr möglich.

Wie bitte, Doc? Was wollen Sie denn dagegen unternehmen? Auf dieses Kapitel warte ich schon seit Beginn unseres Buches. Ich bin der leibhaftige Grübler.

Ich denke, der erste sinnvolle Schritt ist zunächst

Wie bitte? - Svante Christoph Gehring

die Anerkennung der Tatsache, dass Grübeln der Staatsfeind Nr.1 der Psyche ist und gestellt werden muss! Ich sollte mir das Grübeln verbieten und mich am Tage mit emotional positiv aufgeladenen Aktivitäten ablenken. So mache ich Blitzentspannungsübungen, konzentriere mich auf eine beim Ausatmen verzögerte Bauchatmung, halte *sinnentleerte* Pausen ein, mache Achtsamkeitsübungen, lache innerlich über mich und angespannte Situationen, beobachte meine Wahrnehmungen über alle Sinnesorgane, kommuniziere mit meinem Unbewussten (*als Hypnotherapeut nicht allzu schwer*), versuche andere Menschen zu lesen, starre *gedankenverloren* aus dem Fenster, genieße meinen frisch gemahlenen Kaffee und andere *liebgewonnenen* Rituale. Natürlich werde ich in meiner Freizeit gerne in der Natur spazieren gehen, etwas mit meiner Familie oder Freunden unternehmen, Gitarre spielen, Fahrrad fahren und Sport treiben. Dieses *Portfolio* hilft mir oft am Tage, mich abzulenken, in der Nacht wird es deutlich

Wie bitte? - Svante Christoph Gehring

schwieriger!

Hier habe ich über Jahre meinen persönlichen *Ruheraum* geschaffen: mein ganz eigenes Inselarchipel. Eine Insel für die innere Arbeit mit mir, eine zum Entspannen mit zahlreichen Wellnessangeboten, eine Insel für Abenteuer, eine Bergwelt für höhere Aufgaben und Einsichten z.B. Heilung und spirituelle Erfahrungen. Klingt schräg, nicht wahr? Wer aber einen solchen *Ruheraum* besitzt oder auch nur in Gedanken schöne Momente seines Lebens oder Tages durchgeht, seinen eigenen schönen Kinofilm in Gedanken drehen kann, wird in der Nacht die nötige Ruhe finden, ohne genervt zu sein, wenn man mal nicht schlafen kann. Dem Grübeln ein Ende setzen und wieder das „Hier und Jetzt" in der Außen- oder Innenwelt wahrnehmen, ist mein Ziel. In diesen Momenten bin ich fokussiert und entspannt zu gleich. Das hilft! Werden meine Tätigkeiten im inneren „Ruheraum" entspannter, sitze ich auf einer Bank und schaue auf den ruhenden See, ist dann

Wie bitte? - Svante Christoph Gehring

mein Schlaf auch nicht mehr weit!

Hört sich einfach an, ist aber sehr schwer, weil der unruhige Geist oder *Affengeist*, wie die Buddhisten ihn nennen, sich von Gedankenast zu Gedankenast schwingt, von Baum zu Baum. Ihn zu beruhigen ist reine Übungssache und oft Inhalt von Achtsamkeitskursen. Ein fortwährendes Training ist unbedingte Voraussetzung, um sich mit Erfolg zu belohnen, wie so häufig im Leben. Also, los geht's.

Wie bitte, Doc? Vielen Dank dafür, dass Sie etwas sehr Kompliziertes so einfach zum Ausdruck gebracht haben. Es liest sich gut und hört sich einfach an. Ich bin froh, dass Sie doch noch auf die eine oder andere Schwierigkeit bei der Umsetzung hingewiesen haben. Sonst wäre ich deprimiert gewesen. Wenn Sie mir jetzt noch verraten, woher ich in meinem Arbeitsalltag die Zeit dafür nehmen soll? Bevor Sie Kommentieren! Ich weiß aus eigener Erfahrung, dass das klappen kann. Ich habe zum Beispiel auch meinen eigenen Ruheraum

Wie bitte? - Svante Christoph Gehring

und verschiedene Welten. Allerdings sorgt der Alltag für die Probleme. Während der Arbeitszeit bzw. während des Aufenthaltes in der Firma gibt es kaum eine Chance auf den Einsatz von Entspannungstechniken oder einen entspannten Blick aus dem Fenster. Das ist schon eine ziemliche Herausforderung und in vielen Fällen kaum zu lösen. In den letzten Jahren höre ich aus meinem Umfeld immer wieder „Ich habe keine Zeit". Das scheint fast eine Standardaussage/Ausrede geworden zu sein. Wir haben scheinbar alle mit der, wie sagt man heute so schön, Arbeitsverdichtung unserer Zeit zu kämpfen. Eine Kündigung ist sicherlich der falsche Weg und hilft auch nicht weiter. Mir helfen immer wieder unsere Anker, die wir gemeinsam gesetzt haben. Das sind dann die Gegenstände, die bei mir inzwischen überall (zu Hause und im Büro oder in der Hosentasche) verstreut sind. Wollen Sie dazu noch was sagen?

Ja, Herr Kirschte, Sie haben recht. Die schon weiter oben genannte Gegenwartsschrumpfung raubt uns

Wie bitte? - Svante Christoph Gehring

die Zeit zum Innehalten. Dazu kommen mit Alltagssituationen verflochtene negative Gefühle, die uns gefangen halten und uns oft daran hindern, das Richtige zu tun. Wenn die Arbeitslast drückt und sie mich vor sich hertreibt, ist eine entspannte Pause so weit weg wie die nächste Galaxie. Ich als Arzt habe es da sehr komfortabel, denn ich werde immer wieder über die Gespräche mit meinen Patienten daran erinnert, dass ich nicht das eine oder andere raten kann, ohne es selbst zu praktizieren. Daher fällt es mir leichter, im Alltag auf mich aufzupassen!

Mit meinen Patienten suche ich daher in der Hypnose nach geeigneten, emotional positiv belegten Erinnerungsankern für ihren Alltag (*Vorsicht, hier sind nicht die Anker gemeint, die wir bei den Denkfehlern besprochen haben!*). Ein Buddha auf dem Schreibtisch könnte mich daran erinnern, dass ich mich emotional nicht ereifern möchte, länger in mir ruhe und negative Gefühle einfach ziehen lasse. Ein kleiner duftender

Wie bitte? - Svante Christoph Gehring

Blumenstrauß in meinem Arbeitszimmer könnte mich daran erinnern, dass ich meine Komfortzone nicht verlassen werde, auch wenn die Arbeitslast sehr groß wird. Ein Hintergrundprogramm auf meinem Computer könnte mich nach zwei Stunden regelmäßig daran erinnern, kurz innezuhalten, drei Mal durchzuatmen und meine Schultermuskulatur progressiv zu entspannen. Das Mittagessen könnte kaloriensparend kürzer ausfallen, ergänzend drehe ich – voller Achtsamkeit - eine kleine Runde um den Block. Eine für mich bedeutende Melodie im Ohr könnte mich vor dem nächsten Gespräch mit meinem Chef oder Team in die richtige Stimmung bringen, die Dinge anzupacken und im Sinne des Betriebs nach vorne zu bringen. Alle Erinnerungsanker verknüpfen mich mit den in der Autosystemhypnose gefundenen inneren Wahrheiten und erinnern mich, in diesem Sinne zu handeln. Dabei spreche ich über die Sinne mit den inneren Wahrheiten verknüpften positiven Gefühle an, die es mir einfacher machen, die damit ebenfalls verknüpften Handlungen zu starten.

Wie bitte? - Svante Christoph Gehring

Die Gabe, kleinen Begebenheiten mit Aufmerksamkeit zu begegnen

An dieser Stelle möchte ich als erstes eine kleine Geschichte wiedergeben, die ich gerne zitiere, da sie viel über *Aufmerksamkeit* und Genuss im Alltag aussagt:

„In Italien kursiert die Geschichte von einem Grafen, der sehr alt wurde, weil er ein Lebensgenießer par excellence war. Niemals verließ er sein Haus, ohne sich zuvor eine Handvoll Bohnen einzustecken. Er tat dies nicht etwa, um die Bohnen zu kauen, er nahm sie mit, um so die schönen Momente des Tages bewusster wahrnehmen und um sie besser erzählen zu können. Für jede angenehme Kleinigkeit, die er tagsüber erlebte – z.B. ein nettes Gespräch auf der Straße, das Lächeln seiner Frau und das Lachen seiner Kinder, ein köstliches Mahl, eine feine Zigarre, einen schattigen Platz in der Mittagshitze, ein Glas guten Weines – kurz: für alles, was die Sinne erfreute, ließ er eine Bohne

Wie bitte? - Svante Christoph Gehring

von der rechten in die linke Jackentasche wandern. Manche Begebenheit war ihm gleich zwei oder drei Bohnen wert. Abends saß er dann vor dem Haus und zählte die Bohnen aus der linken Tasche. Er zelebrierte diese Minuten. So führte er sich vor Augen, wie viel Schönes ihm an diesem Tag widerfahren war und freute sich des Lebens. Und sogar an einem Abend, an dem er bloß eine Bohne zählte, war der Tag gelungen, hatte es sich zu leben gelohnt." (Aus Horst Conen: Optimisten brauchen keinen Sonnenschirm, Ariston Verlag, Kreuzlingen 1996)

Die Geschichte steht für sich, bedarf keiner langen Erklärungen. Vielleicht ein Hinweis: Natürlich können die Bohnen auch im Geiste von einer Tasche zur anderen wandern. Die Geschichte zeigt mir eindrücklich, wie wichtig es ist, dass wir uns im Alltag aufmerksam begleiten, um zu genießen! Glück und Zufriedenheit werden selten an uns herangetragen, wir müssen uns um beides in unserem Leben aktiv bemühen. Wer unglücklich

Wie bitte? - Svante Christoph Gehring

und unzufrieden ist, hat entweder nie die Chance gehabt, diese Fähigkeit zu entwickeln, denn das Leben hat ihr/ihm von Anfang an übel mitgespielt, oder sie/er hatten gute Rahmenbedingungen, aber die Möglichkeiten wurden nicht erkannt bzw. genutzt. Die Gabe „zu genießen" ist eine erlernbare Fähigkeit und lässt sich noch um eine weitere erlernbare ergänzen: „Achtsam zu sein"! Unter *Achtsamkeit* verstehe ich die Kultivierung eines „inneren Beobachters", der unsere *Aufmerksamkeit* lenkt, des Augenblicks nach innen und außen gewahr ist, unsere Sinne nach innen und außen zur Wahrnehmung weit stellt oder eben auch fokussieren kann. Der „innere Beobachter" akzeptiert wohlwollend, wie das Leben ist, wie die Ereignisse und Menschen nun einmal sind und gibt dazu keine Bewertung ab. Achtsamkeit steht daher noch vor der Aufmerksamkeit, obwohl letztendlich beides Hand in Hand geht. Sie beschreibt für mich so etwas wie eine innere Haltung bzw. Eichung, aus der heraus einerseits gelassene, wenn es einmal nicht so gut läuft und andererseits genussfähige

Wie bitte? - Svante Christoph Gehring

Aufmerksamkeit, wenn das Leben es gut mit uns meint, entsteht. Diese innere Haltung muss nicht nur erlernt, sondern darf stätig durch Übung entlang der Widerstände unseres Lebens weiter entwickelt werden. Ich höre in diesem Sinne nie auf zu lernen und bin erstaunt, was ich noch alles üben darf, damit ich weiter innerlich reife.

Wie bitte, Doc? Geht es ein bisschen konkreter? Ich verstehe auch nicht, wie Sie das mit der Bewertung meinen. Also, ich verstehe schon, was Sie meinen, aber Bewertungen einfach ausschalten? Wir neigen doch immer zu Bewertungen und Schlussfolgerungen. Auch die Frage, wie es mir gerade geht, ist doch bereits eine Bewertung. Dann den Augenblick ohne Sorge vor dem Später zu genießen?

Wie läuft denn normalerweise ein nicht so schönes Ereignis in unserem Leben ab? Ich meine eher ein Alltagserlebnis, keine Katastrophe, für die sicherlich andere Regeln gelten. Ich nehme über meine Sinne

Wie bitte? - Svante Christoph Gehring

das Ereignis auf, im Gefühlshirn – ganz unbewusst – läuft in Bruchteilen einer Sekunde ein Suchlauf und der Abgleich zu meinen Erfahrungen mit ähnlichen Ereignissen ab. Vielleicht habe ich in der Vergangenheit mit ähnlichen Situationen negative Erfahrungen gesammelt. Mein Gefühlshirn gibt – ganz automatisch zu diesem Auslesen eines negativen Erfahrungswertes ein negatives Gefühl hinzu, Emotionen wie Ärger, Enttäuschung und Wut – häufig eine Mischung aus Einzelgefühlen – entstehen. Mein Autopilot-Modus akzeptiert, eben nicht achtsam, diese Emotion als Tatsache und reagiert auf das von mir wahrgenommene Ereignis mit erlernten, vielleicht der Situation gar nicht angemessenen Verhaltensprogrammen. Bewusst ist mir das in diesem Moment nicht, aber meine Umgebung bekommt die ganze Wucht meiner Emotionen zu spüren und reagiert darauf vielleicht ebenso emotional. Solche Bewertungen, Emotionen und Auseinandersetzungen kosten uns im Alltag viel Kraft, saugen uns unsere innere Batterie leer. Achtsamkeit bedeutet nun, ich habe eine anders

Wie bitte? - Svante Christoph Gehring

geeichte innere Haltung. Ich weiß, dass das Leben Höhen und Tiefen bereit hält und dass ich diese nicht immer gleich bewerten muss. Das Leben ist schließlich ein Gesamtkunstwerk aus einer schwingenden Sinuskurve (*mit Höhen und Tiefen*) in unterschiedlicher Amplitude (*Ausprägung der Ausschläge nach oben und unten*) und Frequenz (*Ereignisdichte*). Ich nehme dieses Gesamtkunstwerk an. Warum soll ich mich daher in den Wellentälern beschweren? Ich darf mich doch entscheiden, ob ich die Schubladen der inneren Bewertung aufziehe oder eben nicht, um gelassen zu akzeptieren, dass das Leben nun einmal so ist, wie es ist!

Wie war das noch mal, *„Gut und Böse kamen mit den Menschen auf die Welt"* und ich bin nun einmal ein Vertreter dieser Gattung und darf bewerten oder es eben auch sein lassen. Eine in diesem Sinne geeichte Achtsamkeit lenkt nun meine Wahrnehmung und Aufmerksamkeit, stellt den Fokus entweder weit oder eng und lässt meine

Wie bitte? - Svante Christoph Gehring

Energiereserven unangetastet. Diese benötige ich vielleicht gerade jetzt, um die Situation konstruktiv zu gestalten, vielleicht sogar die Emotionen anderer zu besänftigen. Nun habe ich eine Knautschzone, um die negativen Emotionen anderer aufzunehmen, die Energie abzuleiten und die gemeinsame Aufmerksamkeit auf konstruktivere Ziele zu lenken. So wirkt meine innere Achtsamkeit und Aufmerksamkeit positiv in mein Umfeld hinein, nun bin ich befähigt, mit meiner Umgebung erfolgreich zu kommunizieren und mitzuschwingen.

So wie Sie das schildern, ist es eigentlich ganz einfach, Doc. Was sollte uns jetzt noch an der Umsetzung hindern? Oh man, dass mit den spontanen Emotionen kenne ich. Das ist unglaublich schwer zu durchbrechen, weil es so viele Erlebnisse, Bewertungen gibt, die einem trotz allem Training das Leben schwer machen. Das ist harte Arbeit.

Vielleicht hier noch einmal ein kleiner Tipp: Nicht immer gelingt es mir einen aufkommenden

Wie bitte? - Svante Christoph Gehring

negativen Gedanken oder ein negatives Gefühl auf Distanz zu halten. Dies gelingt mir gerade dann schlecht, wenn es nicht mit einer konkreten Situation gekoppelt ist, sondern aus „unbekannten Tiefen" aufsteigt. Hier ist es dann wichtig, dieses einfach zuzulassen und es anzuerkennen. Wir können nicht immer alles lenken, auf Distanz halten, entzerren und vereinfachen. Achtsamkeit hilft uns vielleicht, aber löst sicher nicht jede tägliche Herausforderung. Ein negativer Gedanke oder ein negatives Gefühl sollte trotzdem willkommen sein, weil es uns gerade daran erinnert, was es heißt, Mensch und keine Maschine zu sein. Ich sollte es deshalb nicht verdrängen. Jeder Mensch hat gute Gründe, genauso zu sein, wie er nun einmal ist und nicht alle dieser guten Gründe kenne ich. Dies gilt natürlich auch für mich selbst, ich kenne nicht all meine guten Gründe für meine negativen Gedanken und Gefühle, auch wenn ich heute schon viel mehr über mich weiß als vor 10 Jahren. Trotzdem gehören sie zu mir. Sie dürfen einfach da sein und sie dürfen auch einfach wieder

Wie bitte? - Svante Christoph Gehring

gehen, ohne dass ich sie nun im kleinsten Detail verstanden oder ursächlich immer zugeordnet haben muss. In diesem Sinne heißt Achtsamkeit nicht, angenehme Distanz sondern annehmende Akzeptanz.

Ich und meine Kommunikation - von Soziopathen und sozialem Umfeld

Es hat mich bisher bereits sehr viel Mühe gekostet, erfolgreich zu kommunizieren. Und es wird mir immer weiteren Aufwand kosten. Sprich, Kommunikation ist komplex und ich bin alles andere als ein Meister. Woran liegt das? Wie wir wissen, werden die weit größten Kommunikationsinhalte nonverbal übermittelt, also größtenteils von meinem Unbewussten bearbeitet. Bin ich mir dessen bewusst, kann ich achtsam und aufmerksam sein, wie ich es im Kapitel zuvor beschrieben habe. Versuche ich nun aber all die nonverbalen Inhalte zu lesen, die Tonation und Betonung, die Mimik, Gestik und Körperhaltung meines Gegenübers, bin

Wie bitte? - Svante Christoph Gehring

ich schlichtweg überfordert. Am Ende verstehe ich nicht einmal die übermittelte wörtliche Botschaft. Ich überfordere meinen Verstand mit etwas, was doch eigentlich ganz von alleine läuft, aber leider auch hier und da ganz von alleine in die Hose geht! Erinnern wir uns an das nicht so schöne Ereignis des vorherigen Kapitels, wir wollten nicht gleich bewerten und damit nicht gleich Stellung beziehen. Allerdings müssen wir in einer Kommunikation Stellung beziehen, sonst verlieren wir jede Zielrichtung. Wie wollen wir dieses Paradoxon auflösen?

Zunächst zählt unsere innere Eichung, indem wir offen auf die Menschen zugehen und nicht davon ausgehen, dass unser Gegenüber uns primär etwas Böses will, sondern allenfalls ein anderes Interesse verfolgt als wir. Dies ist doch legitim, oder? Darüber hinaus erinnere ich mich gerne daran, dass jeder Mensch – auch ich - gute Gründe dafür hat, genauso zu sein, wie er nun einmal ist! Natürlich zählt nun mein innerer Beobachter, der achtsam

Wie bitte? - Svante Christoph Gehring

und aufmerksam verfolgt, was meine inneren Spiegelzellen, Gedanken und Gefühle melden.

Wie bitte, dass mit den Spiegelzellen wollen Sie doch sicher erklären, Doc?

Ja, dies sind Zellen in unserem Gehirn, die Handlungen, Intentionen und auch Gefühle anderer Menschen und Lebewesen nachspielen, dabei sind nahezu die gleichen Hirnregionen in uns aktiv, wie bei unserem Gegenüber, außer den Regionen, die die Handlung, Intention oder das Gefühl dann aktiv ausleben lassen. So können wir unser Gegenüber einschätzen, von ihm lernen aber auch mitfühlen, also empathisch sein. Es gibt Menschen, die diese Spiegelzellen in geringerer Ausprägung besitzen oder nicht auf sie zurückgreifen können. Autisten haben beispielsweise nicht die angeborene Fähigkeit, sich in andere Menschen hineinzufühlen, sind aber auch in anderen Alltagsfähigkeiten beschränkt. Dafür besitzen sie oft außergewöhnliche Inselbegabungen. Gefährlicher sind die

Wie bitte? - Svante Christoph Gehring

sogenannten Soziopathen, die die notwendigen Alltagsfähigkeiten besitzen, über Leichen zu gehen und Karriere zu machen, aber die auch in diesem Sinne als Belastung geltende Fähigkeit „Mitzuempfinden" nicht erworben haben. Jeder sei vor diesen Menschen gewarnt, denn die sind unheimlich charmant und intelligent, aber zur Liebe unfähig. Man soll diese Herrschaften, die in etwa 1-3% unserer Mitmenschen ausmachen, u.a. daran erkennen, dass sie sich nicht von einem Gähnen anstecken lassen, dieses setzt die intakte Funktion unserer Spiegelzellen voraus.

Soziopathen sind spontaner und impulsiver als andere Menschen und empfinden keine Scham und Reue. Sie entschuldigen sich daher niemals für ihre Schandtaten. Sie glauben das, was sie sagen, gerade weil *sie* es sagen und wehe, sie werden des Lügens bezichtigt. Sie sollen sich, *das liegt wohl in deren Natur*, in hohen Positionen und Chefetagen von Großkonzernen und Banken ansammeln, denn sie lieben das Dominieren anderer Menschen. Man

Wie bitte? - Svante Christoph Gehring

sollte sich daher nicht zu sehr über die kriminelle Energie mancher Großkonzerne und Banken wundern. Auch Gurus und Sektenoberhäupter sollen häufig in diesem Sinne anders sein, als ihre Anhänger. Also, mein Rat und ich weiß, wovon ich rede, halten Sie sich diese Menschen auf möglichst weite Distanz, sie können sie nicht nach üblichen Kriterien bewerten, sie sind gefährlich und lassen sich nicht im positiven Sinne verändern und Sie sollten es erst gar nicht versuchen.

Wie bitte, Doc? Was kann derjenige machen, wenn er so einen Chef hat? Auf Distanz halten ist in dieser Konstellation bestimmt nicht einfach.

Ja, wie heißt es so schön, dann haben Sie „die Arschkarte" gezogen! Nun mal ernst, auf Distanz halten, bezieht sich im Wesentlichen auf die emotionale Ebene. Sie können dennoch der bessere Stratege und Schachspieler sein. Sie können einen Soziopathen gelgentlich gewinnen lassen, ihm hier und da Honig um den Bart

Wie bitte? - Svante Christoph Gehring

schmieren oder ihn bisweilen sogar benutzen, wenn das ethisch nicht unter die Gürtellinie geht. Sie müssen ja dadurch nicht Ihre eigenen strategischen Fernziele oder Ihren eigenen Erfolg aus den Augen verlieren. Bedenken Sie, Sie haben ihm immer etwas voraus: empathische Kompetenz, die Sie bei Mitarbeitern beliebter macht als ihn. Aber manchmal muss man auch gehen, um keinen tieferen Schaden zu nehmen! Dennoch, vielleicht machen Soziopathen, gesamtgesellschaftlich gesehen, in unserer Evolution sogar Sinn? Sie waren die rücksichtsloseren Feldherrn und Herrscher, ohne die wir vielleicht gar nicht auf der Welt wären. Vielleicht sind Sie heute die rücksichtsloseren Sanierer, ohne die das eine oder andere Unternehmen nicht mehr wettbewerbsfähig wäre und alle Mitarbeiter nun auf der Straße sitzen würden. Ohne Frage, Gegenregulation ist notwendig! Vielleicht muss ich sie ja nicht lieben, aber kann ihre Existenz dennoch akzeptieren, als eine Spielart dieser Welt, die ihre Gegenpole braucht.

Wie bitte? - Svante Christoph Gehring

Doch nun zurück zu unserem „inneren Beobachter", der den Soziopathen sicher erkannt und in diesem Fall bewertend aussortiert hat, aber es nun mit dem Rest der 97-99% unserer Mitmenschen zu tun bekommt und ihnen möglichst offen begegnen möchte. Meine Spiegelzellen erkennen die Intentionen hinter den Handlungen meiner Mitstreiter und sollten sie mich verbal oder nonverbal angreifen, versuche ich die Intention und das Interesse dahinter zu verstehen, es aber nicht gleich zu bewerten. Dies lässt mir alle Optionen des Reagierens offen, auch die der Emotion, die sicher hier und da nötig ist, um jemanden in seine Schranken zu weisen. Es lässt mir aber auch die Option offen, noch einmal nachzufragen, ob meine Interpretation der nonverbalen Botschaft überhaupt richtig war. Einen Standpunkt kann ich immer noch beziehen, wenn ich mein Gegenüber und meine inneren Bewegungen wirklich verstanden habe. Achtsamkeit heißt daher sicherlich zunächst, innezuhalten. Es heißt aber sicher nicht, sich alles gefallen zu lassen oder in einem 2. Schritt nicht zu reagieren oder einen Standpunkt einzunehmen! Es zieht uns nur aus dem Strudel der uns übermannenden negativen Gedanken und Gefühle, lässt eine distanziertere Eigenbetrachtung des Augenblicks zu, bis wir wieder in der Lage sind, sinnvolle Entscheidungen für unser Leben und unsere Mitmenschen zu treffen. Achtsamkeit heißt bildlich gesprochen, wir stehen am Ufer unseres Lebensflusses, beobachten uns in diesem Strom und „coachen" uns durch die Stromschnellen hindurch: „Stämm Dich nicht dagegen, halt die Luft an, lass dich vom Wasser hindurchziehen, bleib entspannt, sonst eckst Du überall an!" Wir werden so zu unserem eigenen Beobachter und nehmen eine Metaebene ein, die es uns erlaubt, bewusst zu intervenieren!

So kann auch die Kommunikation mit meinem Umfeld gelingen oder weit mehr, ich lasse mich mehr auf andere Menschen ein und entwickle ein tieferes Gespür für sie. Ich werde zum Philanthrop

Wie bitte? - Svante Christoph Gehring

und schule nebenbei meine Fähigkeit zur bedingungslosen Liebe. Eine geglückte Kommunikation ist dann wie ein Livekonzert, wenn der Funke überspringt und das Publikum wie die Musiker im gleichen Rhythmus mitschwingen – Resonanz entsteht. In unserem Gehirn scheinen sich dann die Hirnströme und –wellen zu synchronisieren, wie Wissenschaftler festgestellt haben, sodass in uns das Gefühl entsteht, ein Teil des Ganzen zu sein. Dies führt uns in das nächste Kapitel.

Wie bitte, Doc? Im täglichen Kampf des Lebens um Macht und Einfluss diese Gelassenheit zu entwickeln, ist besonders wertvoll. Wie schnell neigen wir zu vorschnellen Schlüssen, die wir hinterher bereuen. Das bedeutet auch seinem Konkurrenten eine Chance auf Erfolg einzuräumen und beschützt mich davor Fehler zu machen oder gegen eine Mauer zu rennen. Diese gewohnte Spontanität bzw. der Zwang, sich immer gleich auf eine Meinung festlegen zu müssen, erfordert nicht

> nur Training, sondern auch den Mut das auszuhalten. Das ist eine ganz andere Strategie, als sie üblicherweise gelebt wird. Die Idee, dass wir jetzt alle zu Philanthropen werden, finde ich gut. Ich bin gespannt, ob unsere Leser das auch so sehen können. Das kostet nichts, ist nur nicht immer so naheliegend.

Mir scheint, ich kann hier nichts ergänzen!

Gemeinsam einsam oder Einssein – nützt mir Spiritualität?

Wir leben in einer Gesellschaft, die stark auf das Individuum setzt, auf das Recht des Einzelnen, auf die Freiheit des Einzelnen, auf Selbstbestimmung und Würde. Dieses sind sicherlich Werte, hinter denen wir uns alle versammeln. Doch damit schwingen in der heutigen Gesellschaft auch Pflichten mit, die Leistung des Einzelnen wird geradezu erwartet. Wir werden einzeln beurteilt und schneiden wir dabei zu schwach ab, werden wir

Wie bitte? - Svante Christoph Gehring

zugeordnet, aussortiert und manches Mal auch vereinzelt. Wir bekommen dann eine schlechtere Schul- und Ausbildung, verdienen weniger und landen schneller bei Hartz IV. Wir werden so nicht nur vom Arbeitsmarkt sondern auch gesellschaftlich abgehängt, die Teilhabe ist in vollem Umfang nicht mehr möglich.

Natürlich gibt es noch andere Entwicklungen in unserer Gesellschaft, die bedenklich sind: z.B. wenn wir unsere *Freunde* in sozialen Netzwerken mit echten Freunden verwechseln, mehr mit unserem Smartphone kommunizieren als mit unseren eingeladenen Gästen oder im Durchschnitt mehrere Stunden am Tage fernsehen aber nur wenige Worte mit unserem Lebenspartner und den Kindern wechseln! Kinder sind einsam, weil beide Elternteile arbeiten müssen, um den Unterhalt zu sichern. Ältere Frauen sind oft einsam, weil ihre Männer immer noch deutlich früher sterben und sie dann alleine zurückbleiben und nicht gelernt haben, diese Isolation zu durchbrechen. Frauen bekommen

Wie bitte? - Svante Christoph Gehring

später und weniger Kinder und die Single-Haushalte nehmen zu, was jeweils vielschichtige gesellschaftliche Gründe haben wird.

Tatsache ist, Einsamkeit ist nicht nur ein Thema in meiner Praxis sondern sicherlich auch in unserer Gesellschaft. Gleichzeitig ist die Frage nach dem Sinn des Lebens in unserer konsum- und mediengesättigten Welt ebenfalls ein Thema. Wen wundert es da, dass wir uns, statt „gemeinsam einsam" zu sein, wieder mehr um unser „Einssein" kümmern. Das eingebettet sein in Fan-, Lebens- und Wohngemeinschaften und in ein höheres Prinzip, wie dies durch Spiritualität ausgedrückt werden kann. Der Spiritualität werden nach Wikipedia sieben Faktoren zugeordnet, die mittels Befragungen differenziert wurden:

1. Gebet, Gottvertrauen und Geborgenheit
2. Erkenntnis, Weisheit und Einsicht
3. Transzendenz-Überzeugung
4. Mitgefühl, Großzügigkeit und Toleranz

Wie bitte? - Svante Christoph Gehring

5. Bewusster Umgang mit anderen, sich selbst und der Umwelt (entspricht im weitesten Sinne einem achtsamen Umgang auf horizontaler Ebene)
6. Ehrfurcht und Dankbarkeit
7. Gleichmut und Meditation

Die einzelnen Faktoren bleiben sicher zu diskutieren, aber in vielen Punkten stimme ich überein. Ich habe eine Art Gottvertrauen, die keiner Religiosität oder Esoterik entspringt, sondern meinem Urvertrauen, dass meinem Leben eine Sinnhaftigkeit anhaftet, das mich in ein höheres Prinzip einbettet. Ich als Teil meiner Familie, meines Freundeskreises, meiner Berufsgruppe, als Teil der Gesellschaft, der Kultur, der Menschheit, der Natur, des Kosmos. Aber ich hatte auch Lebenserfahrungen, die mich jenseits meiner Körperlichkeit und eines Zeitstranges auf einer anderen Ebene eins werden ließen, verschmelzend mit einem höheren Wissen. Diese Erlebnisse hatte ich durch Meditation oder in anderen Momenten der

Wie bitte? - Svante Christoph Gehring

„konzentrierten Entspannung", nach einem kräftezehrenden Marsch durch den Urwald oder in Todessituationen. In jedem Ereignis oder Kontakt schlummern für mich Erkenntnisse, die mich zu neuen Einsichten führen können. Ich betrachte meine Umgebung mit Großmut, Liebe und Bewunderung, aus der Mitgefühl, Großzügigkeit und Toleranz erwachsen. Ich versuche mit mir und der Umwelt bewusst umzugehen, ohne zu leiden oder nur auf das zu schauen, was alles nicht klappt auf dieser Welt. Ich übe mich in Gleichmut, was keinesfalls Gleichgültigkeit meint oder mich meiner Verantwortung entzieht. Ich bin dankbar und ehrfürchtig gegenüber dem, was ist, was ich lernen durfte und erreicht habe. Ich weiß, dass ich vom Leben privilegiert wurde, ich bin weitgehend gesund und lebe in Deutschland. Ich hätte auch in Äthiopien während einer Hungersnot geboren werden können oder in einem Land, in dem heute der Bürgerkrieg tobt, wie in Syrien. Ich weiß, dass ich das Privileg, auf der Sonnenseite des Lebens zu stehen, nicht gepachtet habe und ich Verlust, Trauer, Krankheit

Wie bitte? - Svante Christoph Gehring

und Tod in allen Facetten kennenlernen werde und es zum Leben dazugehört. Ich werde trotzdem dankbar sein, dass ich Leben durfte. „Mein Gott, bin ich spirituell!?" Am Ende ist es vielleicht auch nur ein Gefühl von allem, denn die Wissenschaft glaubt den Hormoncocktail und Hirnanteil der Spiritualität identifiziert zu haben. Gleichzeitig bleibe ich doch auch sehr im irdischen verhaftet, muss essen, trinken und mich dem Wettbewerb stellen, um genügend Einkünfte zu erzielen und zu überleben. Unser Bestreben nach Selbstverwirklichung und Selbstentwicklung sowie Spiritualität setzt voraus, dass gewisse Grundbedürfnisse von Sicherheit, Sicherung und Kontrolle unserer Existenz befriedigt wurden. Ob mir als Spitze meiner Bedürfnispyramide die Spiritualität nützt, muss, so glaube ich, jeder selbst herausfinden. Sie ist sicher keine Voraussetzung für ein gelungenes Lebenskonzept, auch wenn mir mein Leben mit ihr besser gelingt.

Wie bitte, Doc? Sehr beeindruckend. Insbesondere

das gewonnene Urvertrauen und die sich darauf aufbauende Gelassenheit. Das ist bei Ihnen sicherlich über die Jahre aufgrund der vielen Erfahrungen gewachsen. Nun kann nicht jeder auf diesen Erfahrungsschatz zurückgreifen oder hat die Entwicklung einfach nicht so wahrgenommen, um die notwendigen Verbindungen herzustellen zu können. Evtl. ist er auch einfach nur zu jung und konnte noch gar nicht diese Reife entwickeln. Sie sollen das jetzt auch nicht kommentieren. Es ist Ihr ureigenster Erfahrungsschatz, den Sie uns ausgebreitet haben. Sie schaffen ein Bewusstsein, um genau hinzuschauen, was mit mir passiert, um zu prüfen, wie ich was wahrnehme. Das gefällt mir. Zum Abschluss dieses Kapitels noch eine Anmerkung zu Ihren gesellschaftskritischen Ausführungen. Darüber lässt sich sicherlich auch ein eigenes Buch schreiben. Alle Ihre Ausführungen kann ich nur unterstreichen. Ich habe den Eindruck gewonnen, dass die Technik nicht nur unser Leben verändert hat, sondern die Einsamkeit weiter fördern wird. Wir begeben uns in immer größere

Wie bitte? - Svante Christoph Gehring

Abhängigkeiten und genießen die Bequemlichkeiten der neuen Technik. Aber sie fördert geradezu den Abbau von direkter und persönlicher Kommunikation. Inzwischen gibt es immer mehr Zusammenschlüsse von Gruppen, die sich auf die Fahne geschrieben haben, wieder miteinander zu kommunizieren, aber nur persönlich. Diese Mitglieder schreiben wieder Briefe und kommunizieren nicht mehr per Mail oder über Facebook etc.. Diese Gruppen lehnen nicht grundsätzlich moderne Technik ab, sondern wollen auf einen bewussteren Umgang aufmerksam machen. Persönliche Werte dürfen nicht verloren gehen. Werfen wir doch einen Blick auf unsere Kinder. Wenn mein Sohn in der Schule ein Gruppenreferat ausarbeiten soll, verabredet sich die Gruppe zu einen „Hangout" über Google. Es gibt immer weniger persönliche Treffen zu Hause. Wir müssen unseren Kindern den Spagat zwischen Technik und Menschlichkeit lehren. Es darf nicht passieren, dass unsere Kinder nicht mehr in der Lage sind, Freundschaften zu schließen. Wie sollen

Wie bitte? - Svante Christoph Gehring

sie sonst die Werte persönlicher Kommunikation schätzen lernen und Vertrauen zu Menschen aufbauen. Es gibt heute schon menschenleere Firmen. Die Mitarbeiter arbeiten zu Hause. Sie brauchen zum Arbeiten nicht einmal aufstehen und aus dem Pyjama steigen. Wissen Sie, wo das enden soll? Hier bricht zukünftig evtl. eine gesamte soziale Komponente unserer Gesellschaft weg. Hier ist sie wieder, unsere eigene Verantwortung. Ob wir alle so starke Schultern für so viel Verantwortung haben und bereit sind für bewusstes Gegenwirken? Aufhalten werden wir die Entwicklung nicht, aber wir können auf einen Ausgleich achten. Damit können wir jeder bei uns anfangen.

Teile des Ganzen oder Ganzes in Teilen - das Körper-Geist-Kontinuum

Wir leben in einer Welt, die vereinzelt. So meine kühne These des obigen Kapitels. Diese möchte ich hier erweitern, denn wir vereinzeln uns nicht nur innerhalb unserer Gesellschaft sondern auch in

Wie bitte? - Svante Christoph Gehring

unserem Verständnis von uns selbst. So wird entweder unser Körper bzw. werden unsere Organe krank oder unsere Psyche. Dass beides nicht ohne das andere geht, scheint vielen Menschen nicht bewusst zu sein. Ich kenne keinen Patienten, der körperlich krank wird, bei dem nicht auch die Psyche leidet und umgekehrt. Für mich stellt sich oft gar nicht die Frage nach Henne oder Ei. Das Fach Psychosomatik versucht diesem Prinzip in der Medizin gerecht zu werden oder wollen wir lieber sagen, zum Recht zu verhelfen.

Ich gehe gerne auch noch weiter, indem ich Krankheit in einem psychosozialen und sozialmedizinischen Kontext sehe, gezeichnet durch biografische Ereignisse und Lebensumstände. Ich beobachte häufig, wie Menschen in widrigen Umständen leben und weil sie keine Entscheidungen treffen oder nie dazu befähigt wurden, krank werden, in dem einen oder anderen Sinne. Sie leben eben nicht (mehr) in Deckung mit ihrem „inneren Kompass". Die

Wie bitte? - Svante Christoph Gehring

Schieflage im Leben bewirkt nämlich mit der Zeit auch eine Schieflage in unserem Inneren, in unserem Gefühlshirn, in den Zentren, in denen das Kreislaufsystem, das Hormonsystem, das Verdauungssystem, das Immunsystem usw. verschaltet und reguliert wird, wenn wir noch einmal diese Betrachtungsweise zulassen wollen. In Wirklichkeit brauchen wir diese Vereinzelung nicht. Stimmt das Leben als Ganzes nicht, stimmt das Ganze in uns nicht und wir erkranken als Ganzes. Das wirkt natürlich auch auf unser Umfeld zurück, was auch dort zu neuen Schieflagen führen kann. Wie ich berichtet hatte, werden zu Beginn Überlebensprogramme gestartet, die Stress- oder andere Körpersymptome bedingen. Wer hat in unserer Gesellschaft gelernt, diese Symptome zu lesen und zu bewerten? Wer versteht schon, dass die dahinter stehende Schieflage behoben werden muss, damit ich gesund werde? Dass ich auf allen Ebenen genesen muss, um gesund zu werden? Wenn ich mit dem Stress in meinem Berufs- und Privatleben nicht mehr zurechtkomme und ich keine

Wie bitte? - Svante Christoph Gehring

Konsequenzen ableite, wird mir eine vermeintlich schicksalshafte Krankheit „geschickt". Dann brauche ich halt wirklich keine bewusste Entscheidung mehr zu treffen. Diese wurden mir – wie von Zauberhand – abgenommen. Dann kann ich, gesellschaftlich akzeptiert, eben meine Arbeit nicht mehr machen, ohne mein Gesicht zu verlieren. Aber will ich das und ist dies meiner Entwicklung zuträglich?

Die andere Variante, die ich favorisiere: *Ich lese meine Symptome und treffe rechtzeitig Entscheidungen in meinem Leben, damit ich keine Krankheiten fördere!* Absolution erhalte ich dadurch aber nicht!

Natürlich ist nicht jede Krankheit in einem lesbaren Kontext zu verstehen, Krankheit kann ein „Erbe" sein, ein „unglücklicher Umstand", z.B. bei einem unverschuldeten Unfall oder einer Gewalteinwirkung, der ich mich nicht hätte mit mehr Erfahrung und Aufmerksamkeit entziehen können.

Wie bitte? - Svante Christoph Gehring

Es gibt sicherlich auch gesellschaftliche Krankheiten, die durch starke Normen geprägt sind, die wenig veränderbar den Einzelnen erkranken lassen. Wenn ein Mensch seine „innere Freiheit" nicht leben darf, weil seine Erziehung und sein Umfeld dies nicht erlauben, so könnte er Schaden nehmen. Krankheit kann auch Schicksal sein, mit dem wir lernen müssen, umzugehen, um dennoch Glück und Zufriedenheit zu finden. Ich habe in meiner Praxis viele Gesunde, die todunglücklich mit ihrem Leben sind und einige Kranke, die vor Lebenskraft und -zufriedenheit strotzen! So wird aus Krankheit eine Chance, anders über das Leben zu denken und den geschenkten Tag anders zu gestalten und zu genießen. Ein todkranker Patient konfrontierte mich als junger Arzt mit dem Satz: „Ich bin glücklicher, als jemals zuvor im Leben!" Er hatte in Anbetracht seines nahenden Todes einiges in seinem Leben zurechtgerückt, er war endlich zu Entscheidungen gekommen. Philosophen sprechen daher auch davon, das Leben „vom Ende her zu denken", vom Zeitpunkt des Todes her. Was wollen

Wie bitte? - Svante Christoph Gehring

wir, wenn wir wissen, es bleibt nicht viel Zeit und eigentlich bleibt nie viel Zeit, sinnvolles mit unserem Leben anfangen? Sind Freunde vielleicht doch wichtiger als beruflicher Erfolg? Vielleicht können wir auch in unserem Leben die Erfahrung machen, dass beides geht?

Wie bitte, Doc? Wie soll der arme Kerl seine Schieflage erkennen? Nicht alle Ärzte können das leisten bzw. bekommen gar nicht die Gelegenheit, bei der Korrektur zu helfen. Und nicht jeder „Schiefer" ist in der Lage eine Veränderung herbeizuführen. Dann eine zweite Frage. Kann die Unfähigkeit oder die Angst vor Entscheidungen ein Grund für die vielen Burn-outs sein?

Wenn ich auf alles eine Antwort hätte, Herr Kirschte, dann hätte ich einen Ratgeber geschrieben. Nein, Spaß bei Seite, vielleicht sind es nicht die Antworten, die unser Leben nach vorne bringen? Vielleicht sind es vielmehr, die richtigen Fragen, die wir zur rechten Zeit in unserem Leben

Wie bitte? - Svante Christoph Gehring

stellen sollten? Vielleicht ändert sich das Handeln dann von alleine und nähert sich langsam einer Lösung an. Deshalb wollte ich ja wohl auch keinen Ratgeber schreiben, obwohl ich pausenlos Optionen nenne, die als Ratschläge missdeutet werden könnten. Bitte, erst durch eigenes Nachempfinden und Überprüfen dürfen Sie zur eigenen Wahrheit werden, aber könnten sich auch im eigenen Leben als falsch herausstellen. Wie erkenne ich meine Schieflage? Indem ich in den Spiegel schaue und die Symptome lese? Indem ich einen Freund frage, ob er wüsste, was in meinem Leben schief ginge? Indem ich einen Arzt, Psychologen oder Coach aufsuche oder noch besser, dieses Buch lese und anfange zu begreifen und zu verstehen? Klar, das Festhalten an einer Schieflage kostet Kraft! Versuchen Sie sich mal schief hinzustellen, da kommt auch im übertragenen Sinne mehr als nur „Haltemuskulatur" zum Einsatz, bis das Zittern in eine Kraftlosigkeit mündet und mich hinstürzen lässt. Die Angst vor Entscheidungen im Leben führt uns geradewohl ins

Wie bitte? - Svante Christoph Gehring

Burn-out, weil die psychische Schieflage Kraft kostet, stellt meist aber nur die Endstrecke eines dahinter liegenden Problems dar. Die Gründe dafür liegen oft tiefer, in der eigenen Biografie oder der eigenen Persönlichkeitsstruktur (Idealismus, Perfektionismus, Selbstausbeutungsbereitschaft etc.) verankert oder sind im beruflichen Umfeld und/oder in den eigenen soziokulturellen Wurzeln bzw. sozialmedizinischen Rahmenbedingungen begründet. Vieles hatten wir da schon angesprochen...

Die Macht des Glaubens und was Wissen schafft

Ich sehe mich oft mit dem Vorwurf konfrontiert, ich sei zu wissenschaftsgläubig. Meine Kinder ziehen mich schon damit auf und beginnen ihre waghalsigen Thesen mit den einleitenden Worten: *„Ich habe von einer Studie gehört, die..."* oder *„Wissenschaftlich unbestritten ist, dass..."* Daher habe ich die folgenden Kapitel, nicht immer ganz

Wie bitte? - Svante Christoph Gehring

ernst gemeint, diesem Bereich gewidmet. Mein Fazit „Liebe ist die einzige Wahrheit und Humor ihr Begleiter" soll dann auch augenzwinkernd mein eigenes Weltbild relativieren.

Wir glauben zu wissen und wissen zu glauben

Objektiv gesehen, wissen wir eigentlich gar nichts. Viele wissenschaftliche Fragestellungen, die wir zu beantworten versuchen, lassen uns mit immer mehr neuen Fragen zurück. Wir nehmen nur einen Bruchteil aller Reize aus unserer Umwelt auf und unser Ereignishorizont ist in Anbetracht der Unendlichkeit des Kosmos klitzeklein. Also, wir glauben zu wissen! Dem Thema Wissen darf man sich daher gerne mit aller Bescheidenheit nähern. Wie es auch mein Kollege Eckhart von Hirschhausen formuliert hat: „Wissenschaft ist der aktuelle Stand des Irrtums". Es bleiben immer nur Modelle und Näherungen, mit denen wir versuchen, unser Leben zu beschreiben und zu berechnen bzw. Vorhersagen zu treffen. In hundert Jahren wird

Wie bitte? - Svante Christoph Gehring

man über unser heutiges wissenschaftliches Weltbild vielleicht schon wieder lächeln, wenn nicht lachen!

Wenn ich in meinem Leben als Arzt Wissenschaft bemühe, meine ich in der Regel die Empirie, die meine eigene Subjektivität versucht zu überwinden und somit meinen eigenen Erfahrungshorizont verlässt, um allgemeingültigere Ergebnisse zu liefern. Wenn eine Therapie helfen und nicht schaden soll, muss ich Wahrscheinlichkeiten und Vorhersagen für meine Patienten kalkulieren können. Hat ein Patient beispielsweise ein Vorhofflimmern, so wir er mit einer 50%igen Wahrscheinlichkeit in 10 Jahren einen Schlaganfall erleiden. Also versuche ich ihn zu überzeugen, eine „Blutverdünnung" durchführen zu lassen, auch wenn sich mein Patient dadurch einem Blutungsrisiko aussetzt. Die Empirie hat gezeigt, das letzteres Risiko viel kleiner ist als das, einen Schlaganfall zu erleiden. Mit anderen Worten, ich riskiere einen kleineren Schaden, um einen größeren zu verhindern. Wenn ich so bei 100 Patienten vorgehe, kann ich bei der Hälfte einen Schlaganfall verhindern, einige wenige werden aber den Schaden einer Blutung erleiden. Dennoch ist dieses Vorgehen richtig oder sind Sie anderer Meinung?

Auf keinen Fall bin ich anderer Meinung. Ihr Beispiel zeigt aber auch die Verantwortung des Arztes auf und das notwendige Vertrauensverhältnis des Patienten zum Arzt. Er muss darauf vertrauen, dass Sie die richtige Entscheidung treffen. Wie Sie schon ausgeführt haben, hilft dann die Psyche mit und trägt zum Heilungserfolg bei. Das Vertrauen kann sich nur über eine längere Zeit entwickeln. Dagegen spricht das heute bereits so oft praktizierte Ärztehopping. Es ist eben nicht einfach, seine Erwartungshaltung, dass der Arzt nur eine Pille zur Heilung verschreiben soll, selbst zu hinterfragen. Wenn der Arzt stattdessen um Mitarbeit bittet, stößt das sicherlich nicht bei jedem auf Begeisterung. Das ist

Wie bitte? - Svante Christoph Gehring

wieder mit Arbeit verbunden.

In der Tat, wenn ich dann als Arzt eine solche Blutung zu verantworten habe, bin ich tief getroffen, möchte meinen emotional agierenden Hirnarealen glauben, dass eine solche Blutverdünnung doch eigentlich Teufelswerk sei. Aber glauben oder emotional betroffen zu sein, ist eben nicht das Gleiche wie Wissen! So habe ich bei einer wiederholten Thrombose selber „Blutverdünner" eingenommen, obwohl ich weiß, dass das Blutungsrisiko steigt und man mit dem Mittel auch Ratten vergiften kann. Obwohl das Negative und emotional Berührende stärker in mir wirkt als das Positive und verstandesmäßig Einleuchtende, durfte mein Verstand sich in diesem Fall über mein Gefühl erheben. Ich habe vernünftig agiert, das Irrationale besiegt. Ähnlich ist das mit Eltern, die abwägen müssen, ob die Impfung ihrem Kind nützt oder schadet. Ein vermeintlich impfgeschädigtes Kind wiegt emotional schwerer als die Nutzenstatistik eines Wissenschaftlers, zumal wir

Wie bitte? - Svante Christoph Gehring

mit wenigen Klicks im Internet immer auf Seiten geraten, die uns Angst machen und so den Nocebo-Effekt bedienen (*s. auch Kapitel: Unser Selbstbild im Spiegel der Selbsttäuschung: Glauben oder Wissen?*).

Wenn ich das erste Mal als Fußgänger an eine Kreuzung trete und eine Ampel sehe, deren Funktion ich nicht verstehe, ist es vielleicht nicht verkehrt, zu beobachten, was passiert. Renne ich einfach los und setze auf meine subjektive Erfahrung, kann es die letzte sein, die ich sammeln werde, wenn mich ein Auto überfährt. Beobachte ich die Ampel nur zur Nacht, komme ich vielleicht zu dem Schluss, dass es egal ist, ob ich bei Rot gehe oder nicht, es ist ohne negative Konsequenzen. Versuche ich diesen Schluss als allgemeingültig zu erklären, könnten Menschen, die mir glauben, am Tage Schaden nehmen. Denn da macht es durchaus Sinn, bei Rot stehen zu bleiben und bei Grün loszugehen, gerade wenn das Verkehrsaufkommen hoch ist. Empirische

Wie bitte? - Svante Christoph Gehring

Wissenschaft versucht nun das Wissen über diese Tagesbeobachtungen zu verdichten, wenn nicht nur einer, sondern auch andere an anderen Kreuzungen mit Ampeln zeigen können, dass eine Übertragbarkeit und Allgemeingültigkeit besteht. Dann schafft die Sammlung an Beobachtungen, Experimenten und Daten ein allgemeingültiges wissenschaftliches Ergebnis, beschreibt Ausnahmen – z.B. das Wesen der Ampeln in der Nacht und wir alle können uns nach den Ergebnissen richten. Einfacher ist es natürlich, wenn wir schon als Kinder lernen, wie wir uns zu verhalten haben, doch oft steckt nichts anderes als eine allgemeingültige Empirie, die ich in anderen Gebieten auch wissenschaftliche Ergebnisse nennen darf, dahinter.

Was ist also schlecht daran, wenn wir versuchen, ein wenig mehr Objektivität in unser Leben zu tragen, um einige Erfahrungen erst gar nicht machen zu müssen, dass beispielsweise ein neuer Wirkstoff eben nicht über einen gewissen Placebo-

Wie bitte? - Svante Christoph Gehring

Effekt hinaus wirksam ist, aber dafür ein gehöriges Potential an unerwünschten Wirkungen besitzt. Dafür sind wissenschaftliche Studien sinnvoll, um den Nutzen für uns aufzuzeigen und den Schaden von uns abzuwenden. Doch oft glauben wir nur, zu wissen, denn natürlich müssen wissenschaftliche Studien in ihrer Qualität und Tragweite überprüft werden. Da sollte bewertet werden, in welchem Setting die Studie durchgeführt wurde und ob die Fragestellung der Studie auf die entsprechende Lebenssituation anwendbar ist. Auch sollten die Interessen der Studienbetreiber offengelegt werden und vor allem, wer die Studie finanziert hat („*Wes Brot ich ess, des Lied ich sing*").

Wenn von einem Medikament jedoch kein Schaden erwartet wird, wie man es z.B. für homöopathische Medikamente annehmen darf, warum soll ich dann die Wirkung wissenschaftlich prüfen lassen? Es sei denn, ich will den Anhängern der Homöopathie beweisen, dass sie ihr Geld sparen könnten, da es sich bei der Wirkung nur um einen Placebo-Effekt

Wie bitte? - Svante Christoph Gehring

handle. Was soll aber schlecht an einem Placebo-Effekt sein, wenn Eigenheilung durch Homöopathie zum Tragen kommt? Ich verstehe, ehrlich gesagt, oft die ausgetragenen Glaubens- und Grabenkriege in Deutschland nicht.

Umgekehrt ist die Verteuflung der Schulmedizin genauso unsinnig, denn dort wo keine Eigenregulation und -heilung mehr möglich ist, weil ein Organ soweit zerstört wurde (z.B. Schilddrüsengewebe), kann die Schulmedizin die Organfunktion ersetzen (Schilddrüsenhormongabe). Oder sie kann ein Fortschreiten der Erkrankung verhindern (Krebs, Rheuma) und vielfach Symptome lindern (Entzündungen, Schmerzen). Wissen, dass man glaubt, ist auch nicht besser als zu glauben, dass man weiß. Wir sollten bescheiden neugierig und offen bleiben für beide Seiten.

Ich habe mir angewöhnt, meinen Arzt zu fragen, wie ich ein Medikament einnehmen soll. Die Packungsbeilage lese ich gar nicht. Meine Sorge ist

Wie bitte? - Svante Christoph Gehring

einfach, dass ich mindestens die Hälfte der aufgeführten Nebenwirkungen spüren werde. Manche mögen das als leichtsinnig beschreiben. Ich vertraue einfach. Außerdem wird mir mein Körper schon deutlich zeigen, wenn ich das Medikament nicht vertrage. Das ist vielleicht auch eine Art von Placebo Effekt. Es ist m. E. nicht zielführend, Alles zu hinterfragen und stundenlang im Netz zu versuchen mehr herauszufingen, als mein Arzt weiß, umso möglicherweise ihn oder die Therapie in Frage zu stellen. So geht es mir einfach besser und lässt negative Gedanken gar nicht erst aufkommen.

Das Eine tun ohne das Andere zu lassen

Schulmedizin und komplementäre Medizin beeinflussen sich gegenseitig, die Integration beider Anteile schafft eine höhere Einheit, aber lange nicht die höchste. Es ist besser, den Dingen und dem Leben ein „Sowohl-als-auch" abzuverlangen, als sich durch ein „Entweder-oder" zu beschränken!

Wie bitte? - Svante Christoph Gehring

Oder wie sehen Sie das?

„Die Katze lebt" – in positiver Erwartungshaltung „Unschärfe" halten

Im Mikrokosmos unserer Welt, dort wo Quanten und andere Teilchen regieren, gibt es die von Werner Heisenberg begründete „Unschärfe(relation)", die besagt, dass die zwei komplementären Eigenschaften eines Teilchens nicht gleichzeitig beliebig genau bestimmbar sind. Das Teilchen ist also „Sowohl-als-auch". Wir als Beobachter des Teilchens oder der Welle können bereits durch unsere Erwartungshaltung den Ablauf des Experiments (*der Beobachtung*), das resultierende Ergebnis (*das Beobachte*) beeinflussen. Dadurch überträgt sich die Unschärfe des Mikrokosmos in den Makrokosmos unserer Wahrnehmung hinein, beeinflusst den Ausgang des Experiments, verändert das Ergebnis, scheinbar. In Wirklichkeit schlägt sich nur das „Sowohl-als-auch" des Mikrokosmos im Ergebnis unseres

Wie bitte? - Svante Christoph Gehring

Makrokosmos als Unschärfe(relation) nieder, es wird durch uns zum „Entweder-oder"-Erlebnis. Es gibt wohl inzwischen zahlreiche wissenschaftliche Hinweise, dass sich die Unschärfe des Teilchen-Mikrokosmos tatsächlich auf größere Einheiten (*z.B. Atome und Moleküle*) übertragen lässt und in den Makrokosmos *hineinregiert*.

Dazu gibt es ein altes Gedankenexperiment der Physik, das sich „Schrödingers Katze" nennt (*von Erwin Schrödinger 1935 vorgeschlagen, um die Paradoxie der Heisenbergschen Unschärferelation aufzuzeigen*). Das Gedankenexperiment beschreibt einen geschlossenen Raum mit einer eingesperrten Katze und einem instabilen Atomkern, dessen Zerfall durch die Unschärferelation beschrieben und von einem Geigerzähler detektiert wird. Der Atomkern kann jetzt zerfallen oder erst in tausend Jahren. Nur, wenn wir viele Atome hätten, könnten wir eine gewisse Zeitspanne des Zerfalls als Wahrscheinlich annehmen, doch in dem Raum ist nur ein instabiles Atom im Zustand des „Sowohl-als-

Wie bitte? - Svante Christoph Gehring

auch". Gemäß der Quantenmechanik und „Unschärferelation" lassen sich instabile Atomkerne durch einen Überlagerungszustand aus den Zuständen „noch nicht zerfallen" und „zerfallen" beschreiben. Im Falle des Zerfalls würde aber der Detektor über einen installierten Mechanismus sogleich Giftgas freisetzen, das die im Raum befindliche Katze töten würde. Wenn sich die Regeln des Mikrokosmos nun auch auf makroskopische Systeme anwenden ließen, hieße dies, die Katze befände sich auch im Zustand der Überlagerung, des „Sowohl-als-auch", solange niemand den Raum öffnet und den Zustand der Katze überprüft (= Messung). Sie wäre also lebendig und gleichzeitig tot. Diese Schlussfolgerung erscheint für unseren Erfahrungshorizont völlig fremd und paradox. Doch es kommt noch verrückter. Bedenken wir, dass durch unsere Erwartungshaltung beim Öffnen des Raumes der Ausgang des Experiments beeinflusst wird, hätten wir die Macht mit einer positiven Erwartung die Katze eher lebend vorzufinden und

Wie bitte? - Svante Christoph Gehring

umgekehrt. In der Physik gibt es nun viele Theorien, wie sich dieses Paradoxon auflösen lässt. Ich verstehe von Physik und höherer Mathematik sowieso nicht viel, daher möchte ich nicht weiter auf die theoretischen Hintergründe eingehen. Mich interessieren die lebensphilosophischen Implikationen. Ob diese richtig sind oder nicht, muss jeder für sich alleine herausfinden, sie bleiben Bestandteil einer subjektiven Erfahrungswelt, meines Gedankenexperiments über das Leben.

Stimmen die genannten Annahmen, so hieße dies doch, jeder Augenblick des Lebens trägt eine gewisse Unschärfe über den Ausgang in sich, quasi einen unscharfen Überlagerungszustand der augenblicklichen Möglichkeiten. Wir dürfen also hoffen, wie es der Dokumentarfilm „The future is unwritten" über den Sänger der englischen Pankrockgruppe „The Clash" betitelt! Nur wir selbst, als Beobachter des eigenen Lebensexperiments, können über unsere Erwartungshaltung das „Sowohl-als-auch" auflösen, besitzen die Macht den Ausgang zu beeinflussen! Ich gebe zu, ein schöner

Wie bitte? - Svante Christoph Gehring

Gedanke mit Haken und Ösen.

Wie bitte? Gibt uns unsere Erfahrungswelt diese Erfahrung her, dass ich das Positive herbeidenken kann, Doc? Ich glaube, doch eher nicht!

Nein, nicht herbeidenken, sondern gelassen erwarten. Die Unschärfe gewissermaßen unscharf halten, bis wir in uns die Kraft fühlen, die lebende Katze aus dem Raum zu befreien. In Gelassenheit befinde ich mich auf dem Wege des Erfolgs. Dies birgt auch immer die Gefahr des Misserfolgs, eine Option, die ich annehmen sollte. Aber dies muss mich doch nicht davon abhalten, weiterhin das Positive zu erwarten, auch wenn ich weiß, ich kann es nicht erzwingen. Die Katze ist tot, es lebe die Katze! Ich sollte es nicht einmal versuchen, Zwang auszuüben, dann komme ich vom Weg ab, verliere meine Gelassenheit in Richtung Erfolg. Ich glaube, dass gerade in der Gelassenheit, die Welt zu akzeptieren, wie sie nun einmal im Moment ist, die Unschärfe liegt, um aus dem „Sowohl-als-auch"

Wie bitte? - Svante Christoph Gehring

etwas Gutes aus unserem Leben zu machen, wenn wir die Chance nutzen. Wir dürfen dabei den verpassten Chancen nicht hinterher weinen, sonst verpassen wir die Unschärfe des nächsten Momentes und eine weitere Chance. Wir haben die Macht, unser Leben zu gestalten, wenn wir das „Sowohl-als-auch" als Grundprinzip unseres Lebens akzeptieren und die *Unschärfe* aushalten. Die Katze lebt!

Ich gebe zu, das war harte Kost, ich habe Sie ganz schön mit meiner Weltsicht konfrontiert. Sie werden jetzt für sich entscheiden müssen, was passt und was nicht. Ich schreibe ja keinen „Ratgeber". Vielleicht sind Sie ja ein „Krieger", der klare Fronten bezieht und das „Entweder-oder" gerade jetzt im Leben braucht, um etwas durchzuboxen. Ich habe die Wahrheit nicht gepachtet, Sie sind Ihr höchstes Prinzip und entscheiden für Ihr Leben selbst! Was mit Ihren Erfahrungswelten und denen Ihres Umfeldes nicht in Deckung zu bringen ist, wird von Ihnen wohl nur sehr schwer angenommen werden.

Wie bitte? - Svante Christoph Gehring

Das ist aber auch legitim! In meinem Weltbild des „Sowohl-als-auch" passt Ihr „Entweder-oder" hinein. Ich kann sogar darüber schmunzeln, weil ich mich nicht allzu ernst nehme. Ich stehe keinesfalls mit meinem Weltbild über dem anderer Menschen, ich bin meine eigene Instanz auf dem Lebensstand meiner eigenen Erfahrungen und meines eigenen Irrtums! Vielleicht gefällt Ihnen ja meine nächste These im nächsten Kapitel besser, aber ich warne Sie, ich meine diese auch nur wieder augenzwinkernd!

Wie bitte, Doc? Die Katze ist tot, es lebe die Katze! Cool. Das kann ich mir gut merken. Ich glaube die Gelassenheit im Alltag und die Kunst des Lebens im Hier und Jetzt ist eine der großen Herausforderungen. Aber das hatten wir schon. Es zieht sich wie ein roter Faden durch das Buch. Die Katze lebt also!!!

Wie bitte? - Svante Christoph Gehring

Liebe ist die einzige Wahrheit und Humor ihr Begleiter

Eigentlich müsste es heißen „bedingungslose Liebe ist die einzige Wahrheit", denn fange ich an, Bedingungen zu stellen, verliert die Liebe ihre Freiheit, die sie zum Gedeihen braucht. Ich darf auch keine Erwiderung erwarten, dies wäre eine solche Bedingung. Slavoj Žižek, ein slowenischer Philosoph, schrieb einmal, die Liebe dürfe auch nicht in den Mittelpunkt des Lebens gerückt werden, sonst verliere sie ihre Bedeutung. Die Liebe braucht also Platz zum Atmen und hin und wieder die Freiheit von sich selbst!

Dabei ist sie doch auch nur ein Gefühl, das ich etwas in mir oder außerhalb von mir als etwas Gutes und Angenehmes wertschätze, dem ich zugeneigt bin und dem ich mich verbunden fühle. Und doch ist sie Motor für so vieles im Leben. Ohne Liebe werde ich nicht in meiner Partnerschaft glücklich, werden Freundschaften bedeutungsleer,

Wie bitte? - Svante Christoph Gehring

das Leben wird als sinnlos empfunden. Sie ist die einzige Wahrheit, weil sie einfach da ist und nicht beschrieben werden muss bzw. kann. Uns fehlen die Worte für dieses tiefe Gefühl und doch treibt es uns um. Wir lieben unsere Mitmenschen und uns selbst, dann passen wir auf unsere Mitmenschen und uns selbst auch auf. Vielleicht widerfährt uns dann auch das Glück, geliebt zu werden. Sich gegenseitig lieben heißt, sich gegenseitig zu entwickeln. Wir lieben unseren Beruf, dann werden wir auch in ihm aufgehen und vielleicht Großes bewirken. Wir lieben die Natur, vielleicht entsteht daraus das Bestreben, sie nicht zu zerstören. Liebe ist einfach ein phantastisches Grundprinzip des Lebens, das gut funktioniert. Doch nehmen wir sie allzu ernst, geht uns die Leichtigkeit verloren, die Liebe geradezu voraussetzt. Daher ist Humor als ihr Begleiter so wichtig. Sich selbst und das Leben nicht zu wichtig zu nehmen, über sich selbst und die Umstände zu lächeln und soweit es keinen verletzt, auch zu lachen! „Humor ist, wenn man trotzdem lacht", heißt es deshalb auch sprichwörtlich. Humor

Wie bitte? - Svante Christoph Gehring

hilft, die „Ironie des Schicksals" zu ertragen und dem Leben wieder mehr Leichtigkeit abzuverlangen. Dabei ist Humor auch gesund und hilft heilen, weil er in unserem Leben wieder Platz für die Unschärfe schafft, die dann notwendig ist, um Heilung zu initiieren oder zu begleiten. Humor ist daher die heitere Gelassenheit, die ich brauche, um mein Leben gelingen zu lassen. Dabei ist Humor auch ungeheuerlich ansteckend und kann somit Gutes auch in meinen Mitmenschen anstoßen. Er hilft zu entlarven, Widerstände zu lösen und einen anderen Blick auf die Dinge zu bekommen. Humor gefährdet das Establishment und wird von Diktatoren gefürchtet. Humor ist überraschend, der Beschleuniger einer Wendung, einer neuen Entwicklung. „Humor ist einfach eine komische Art, ernst zu sein", wie Sir Peter Ustinov es mit Witz einmal formulierte und danach lebte. Es gibt viele schöne weitere Zitate zu dem Thema Humor von zahlreichen Persönlichkeiten, die sich lohnen, aufzunehmen. Ich möchte hier aber mit einem Zitat von Charles Dickens enden: „Gibt es

Wie bitte? - Svante Christoph Gehring

schließlich eine bessere Form mit dem Leben fertig zu werden, als mit Liebe und Humor?" Liebe und Humor kitten aber nicht alles in unserem Leben, wir brauchen auch Achtung, Respekt und Toleranz, um miteinander klarzukommen!

Wie bitte, Doc? Stimmt, Humor ist etwas Tolles, aber kann man Humor lernen?

Humor ist sicherlich angeboren, anders könnte ich mir nicht erklären, warum ich schon mit wenigen Monaten durch Kitzeln oder Gesten Babys zum Lachen bringen kann. Meine Kinder haben um das erste Lebensjahr auch komische Situationen als solche erkannt und darüber gelacht. Ob wir uns den Humor im Leben erhalten können oder wie wir ihn weiterentwickeln können, hängt sicher von vielen Bedingungen ab. Eines scheint aber sicher, so individuell wir sind, so individuell ist auch unser Humor. Viele Lachclubs in Deutschland, „Happy-Seminare" bzw. „Lachkurse" auch an Volkshochschulen weisen darauf hin, dass hier etwas dazugelernt werden kann. Sicher ist es wie auch sonst im Leben, ich kann auf das halb leere oder halb volle Glas schauen, sowie ich sicher auch mich trainieren kann, auf die Tragik oder Komik dieses Leben zu schauen. Medizinisch gilt, Lachen ist die beste Medizin! Gute Laune bringt eine positive Ausstrahlung, hält gesund und vertreibt Sorgen und Stress. Jedes Jahr ist am 6. Mai der Welt-Lachtag. Das Motto: „I love to laugh!"

Wie bitte? Mit den richtigen Fragen ans Ziel!

In der Folge stelle ich einige Fragen zur Disposition, die Beantwortung könnte Sie nach vorne bringen. Oder andersherum, wenn Sie sich diese Fragen noch nicht in Ihrem Leben gestellt haben, fragen Sie sich, ob Sie überhaupt leben. Fragen Sie sich bitte auch, ob Sie auf die richtigen Fragen in Ihrem Leben Antworten suchen. Natürlich sind viele dieser Fragen von anderen Menschen gestellt worden, ich habe sie teils übernommen, abgeändert und

Wie bitte? - Svante Christoph Gehring

gesammelt, ohne die Originalquellen noch im Kopf zu haben. Aber diese ist meine persönliche Sammlung!

Die Fragen, denen wir uns unbedingt stellen sollten

- Warum bin ich auf dieser Welt?
- Was ist meine Aufgabe?
- Liebe ich mich selbst auch mit meinen vermeintlich schlechten Seiten?
- Auf welche Stärken kann ich mich verlassen?
- Kann ich andere Menschen vorbehaltlos lieben?
- Was zeichnet meine Familie und Freunde aus?
- Traue ich mich, mutige Entscheidungen in meinem Leben zu treffen?
- Fühle ich mich für mein Leben verantwortlich?
- Wofür brenne ich, weil es meine Herzensangelegenheit ist?
- Achte ich auf mein Bauchgefühl?
- Hat Humor genügend Platz in meinem Leben?
- Wer oder was bringt mich zum Lachen?
- Kann ich herzhaft über mich selbst lachen?

Wie bitte? - Svante Christoph Gehring

- Befinde ich mich in Deckung mit meinen inneren Wünschen für mein Leben (beachte ich meinen „inneren Kompass")?
- Wer oder was macht meinen Tag zu einem erfolgreichen, glücklichen Tag?
- Habe ich noch Kindheitswünsche offen?
- Wie ist meine bisherige Lebensbilanz?
- Was ist in meinem Leben das Wichtigste und was folgt?
- Fühle ich mich frei?
- Lebe ich glücklich und zufrieden?
- Habe ich eine Lebensphilosophie, die meinem Fortkommen zuträglich ist?
- Freue ich mich noch auf große Abenteuer in meinem Leben?
- Was will ich in meinem Leben noch erreichen?
- Was ist das Beste, was ich sein könnte?
- Wo will ich in einem Jahr sein und wie fühlt sich das an?
- Welche neuen Erfahrungen will ich bis dahin gesammelt haben?

Wie bitte? - Svante Christoph Gehring

- Angenommen, wir würden uns auf eine Lebensreise begeben:
  - Wo befände sich der Ausgangsort und wo der Zielort?
  - Welche Fähigkeiten und Hilfsmittel bräuchte ich für die Reise?
  - Was würde in mein Reisegepäck gehören?
  - Wer wäre mein Reisebegleiter?

- Angenommen, das Leben wäre Ihr Trainer, was würde es Ihnen beibringen?
- Angenommen, Sie würden die größte Herausforderung in Ihrem Leben meistern wollen, welches Zaubermittel würden Sie dann gerne anwenden?
- Angenommen, Sie könnten nur einen Faktor auf dieser Welt ändern, welcher wäre es?
- Welchen Ratschlag würden Sie lieben Menschen geben, damit sie glücklich und zufrieden leben?
- Welche Ratschläge würden Sie Kindern für ihr Leben mit auf den Weg geben wollen?

Wie bitte? - Svante Christoph Gehring

- Welche negative Erfahrungen würden Sie ihnen ersparen wollen?"
- Stellen Sie sich vor, über Nacht sei ein Wunder geschehen und alles wäre perfekt:
  - Was wäre in Ihrem Leben so geblieben, wie es ist?
  - Was hätte sich in Ihrem Leben verändert?
  - Wovon hätten Sie in Ihrem Leben nun mehr als zuvor?
  - Was hätte sich in Ihrem Leben verbessert?
  - Was wäre aus Ihrem Leben verbannt?
  - Was wäre in Ihrem Leben neu hinzugekommen?
- Welchen Sinn sehen Sie in Ihrem Leben?
- Fühlen Sie sich in etwas Höherem eingebettet, fühlen Sie sich gar spirituell?
- Um das Kunstwerk „Ihr Leben" zu vollenden, was fehlt Ihnen noch?

Wie bitte, Doc? Ich weiß, dass ich diese Frage aufgrund des bisher Geschriebenen nicht stellen sollte, aber so bin ich nun einmal, ich stelle sie

Wie bitte? - Svante Christoph Gehring

> trotzdem. Wo ist denn die Bewertung für die Antworten? Sie setzen die Fragen in die Welt und lassen mich dann mit den Antworten alleine?

Sie ahnen es sicherlich, es gibt natürlich kein Inquisitionsverfahren, was bewerten könnte, ob Ihre gefundenen Antworten die richtigen für Ihr Leben sind! Das dürfen Sie ganz alleine herausfinden. Das hat auch weniger mit Wissen sondern eher mit Spüren und Fühlen zu tun. Vielleicht spüren Sie, dass Sie sich aus einer Schieflage befreien, sich mehr im Ausgleich befinden, glücklicher, zufriedener oder erfolgreicher sind? Vielleicht sind sie etwas mutiger geworden, Entscheidungen herbeizuführen und da, wo diese nicht notwendig sind, gelassener abzuwarten? Vielleicht fühlen Sie sich gesünder, mehr mit anderen Menschen verbunden und glauben auf einmal, dass alles einen tieferen Sinn ergibt? Vielleicht spüren Sie, wie es sich anfühlt, ein Urvertrauen zu entwickeln, dass alles in Ihrem Leben genau so richtig ist, wie es gerade ist, weil Sie lernen und täglich an

Wie bitte? - Svante Christoph Gehring

Erfahrungen dazugewinnen dürfen? Vielleicht fühlen Sie, dass Furcht und Ängste in ihrem Leben einen immer kleineren Platz einnehmen und sich Ihr Leben mehr und mehr lohnt? Vielleicht spüren Sie, dass Sie ein Teil eines etwas viel Größeren sind, aus der Sie spirituelle Kraft schöpfen und Ihr Erstaunen darüber nie enden lässt? Ich kenne Ihre Antworten nicht. Ich kenne nur meine eignen.

Die Fragen, die wir uns stellen können

- Könnte ich in meinem Leben erfolgreicher sein?
- Könnte ich besser mit anderen Menschen zurechtkommen?
- Könnte ich noch mehr über mich und die Welt erfahren?
- Sollte ich unnützen Ballast, den ich noch mit mir herumschleppe, loswerden?
- Kann ich mehr immaterielle Ziele in meinem Leben finden?
- Erwarte ich zu viel von anderen, laufenden Projekten, von mir und meinem Leben?

Wie bitte? - Svante Christoph Gehring

- Habe ich die richtigen Menschen um mich versammelt?
- Kann ich von Kindern lernen?
- Kann ich von älteren Menschen lernen?
- Kann ich mich verwöhnen?
- Kann ich andere verwöhnen?
- Kann ich „Nein" sagen?
- Kenne ich in der Not meinen Rettungsknopf?
- Kenne ich in der Not den Rettungsknopf meiner Mitmenschen?
- Kann ich den Alltag lieben (lernen)?
- Kann ich mit Niederlagen und verpassten Chancen umgehen (kann ich loslassen)?
- Wovor habe ich immer noch die meiste Angst und was folgt ihr?

Die Fragen, die wir vergessen sollten
- Was denken die anderen über mich?
- Habe ich falsche Entscheidungen in meinem Leben getroffen?
- Wie kann ich noch mehr Geld verdienen?
- Was kommt danach?

Vom Handeln und sein Leben leben

Na, sind Sie nun bereit, Ihr Leben in die Hand zu nehmen? Schreiben Sie das eigene Script, verwerfen den Entwurf, um einen besseren zu gestalten? Sind Sie dann auch bereit, den eigenen Lebensfilm zu produzieren, mit all den Risiken, die ein solches Projekt in sich birgt? Leben gefährdet das Leben, es bleibt Ihnen nichts anderes übrig, als Wagnisse einzugehen. Wollen Sie das? Vielleicht geht das Geld aus, die Schauspieler auf Ihrer Lebensbühne spielen nicht mit oder wollen was völlig anderes als Sie. Halten Sie das aus? Finden Sie es heraus, Sie müssen handeln, um Erfahrungen zu sammeln und Ihr Leben zu leben! Vielleicht bekommen Sie im folgenden Abschnitt noch einige Anregungen?

Üben, üben, üben

Üben, üben, üben steht eigentlich schon für sich, denn kein Meister fiel vom Himmel. Sie brauchen

Wie bitte? - Svante Christoph Gehring

Wochen, wenn nicht Monate, bis sie ein neues Denken, Fühlen oder Handeln erlernt haben. Vorher sind die neuen Verknüpfungen in ihrem Gehirn noch nicht belastbar, geschweige denn, die dahinter stehenden, neuen genetischen Ableseraster stabil *(im Sinne der Epigenetik, s. auch weiter unten im Kapitel über die Heilung)*. Ohne Übung bildet sich beides zurück und Sie fallen in die alten Muster. Ungeduld ist da wenig hilfreich, Geduld im Sinne eines gelassenen Abwartens, bis man es erlernt hat, eine nötige Tugend. Ich habe immer das Bild eines undurchdringlichen Dschungels vor mir. Ich muss meine Machete einsetzen, um mir meinen neuen Weg bahnen zu können. Ich muss mir Markierungen setzen, damit ich beim zweiten Mal den Weg überhaupt wiederfinde. Am Anfang steht dann ein kleiner Pfad, der schnell wieder vom Dschungel zurückerobert werden kann, wenn ich diese neue Abkürzung nicht mehr nehme. Bleib ich aber dabei, unbeirrt, dann entwickelt sich der Pfad zum Weg, dessen Abzweigungen ich schon von Weitem erkenne. Ich denke dann irgendwann nicht einmal mehr darüber nach, dass ich ihn gehe, mein Autopilot hat das neue Verhalten erlernt. Meine Aufmerksamkeit kann sich neuen Aufgaben zuwenden.

Mit der eigenen Lebensphilosophie die Angst besiegen

Angst ist ein *fürchterliches* Gefühl und hemmt uns leider in unseren Handlungsoptionen. Natürlich ist eine Furcht sinnvoll, solange sie uns vor realen Gefahren schützt. Diese Furcht meine ich nicht, ich meine die Angst vor dem Verlust, dem Unbekannten, die uns hemmt, Entscheidungen zu treffen. Letztendlich auch die Angst vor dem Leben, das natürlich Konflikte, Schicksalsschläge und vermeintliche Probleme für uns alle bereithält. Wie habe ich nun gelernt, nahezu angstfrei zu leben? Ich sehe das Leben als einen fortgesetzten Schöpfungsprozess und dies meine ich nicht im religiösen Sinne. Ich bin hier auf dieser Erde, um zu lernen und zu reifen. Dazu gibt es Widerstände im

Wie bitte? - Svante Christoph Gehring

Leben, entlang derer ich mich innerlich weiterentwickeln darf. Für dieses lebenslange Lernen bin ich dankbar, denn alles was kommt, ist gut und richtig für mich und wird als Herausforderung betrachtet, die meiner Entwicklung dienen darf. Natürlich gab es Herausforderungen in meinem Leben, die mich auch schon einmal überfordert haben. Dann ist es keine Schande, Unterstützung bei Familie und Freunden zu suchen oder gar professionelle Hilfe anzunehmen. Dadurch, dass ich meine ganz persönliche Lebensangst abgelegt habe, bin ich innerlich frei und bin nur noch gespannt, was als Nächstes kommt.

Der Tag, an dem das Wunder geschehen ist – ohne Ziel kein Weg

Mich hat immer die *Wunderfrage* des amerikanischen Psychotherapeuten de Shazer fasziniert, die in etwa lautet: „Stelle Dir vor, die Probleme in Deinem Leben seien gelöst, wie fühlt

Wie bitte? - Svante Christoph Gehring

sich das an und woran merkst Du das in Deinem Alltag?" (*s. auch das Fragenkapitel*) Oh, da fällt mir einiges sofort ein. Ich stehe ohne Sorgen auf, genieße es mich zu pflegen und zurechtzumachen, denn ich bin es mir wert. Dann kommt ein entspanntes langes Frühstück mit meiner Familie. Durch den Arbeitstag komme ich, ohne mich nur einmal gehetzt zu fühlen, habe viele erfreuliche Begegnungen, die Kommunikation gelingt mir. Ich gehe in meiner Arbeit auf und komme völlig zufrieden nach Hause. Abends treffen wir Freunde und genießen ein wunderschönes Essen miteinander, sprechen über Gott und die Welt und lachen ausgelassen über all die komischen Momente des Lebens. Danach liege ich in meinem Bett und weiß, dieser Tag war ein Geschenk, so darf es weitergehen. Sie sehen, diese Frage aktiviert in uns die ersten Schritte in Richtung der Lösung unserer Probleme, denn wir müssen die Vision von unserem problemfreien Leben in die Zukunft projizieren. Ohne Ziel kein Weg, wir dürfen die bessere Version von uns ruhig in uns tragen,

Wie bitte? - Svante Christoph Gehring

damit wir wissen, wohin wir uns entwickeln wollen. Ich kenne meine, kennen Sie Ihre? Ich habe jeden Tag schon einmal gelebt, damit ich mich voll und ganz auf das Wesentliche konzentrieren und das Schöne im Leben genießen kann.

Wie bitte, Doc? Kann meine Version vom Weg bzw. vom Ziel nicht möglicherweise auch ein Hemmnis sein? Sie haben quasi den Idealzustand beschrieben, der erstrebenswert ist. Wie groß ist die Frustgefahr, wenn ich nicht den Weg zu meiner Version finde?

Ja, Herr Kirschte, Sie sind dazu da, die richtigen und hier und da auch die lästigen Fragen zu stellen, um noch mehr aus mir herauszukitzeln. Das ist nicht immer ohne Anstrengung vollbracht, wir haben ja nur Worte (*vielleicht müsste die eine oder andere Antwort eher gemalt oder musikalisch dargeboten werden*), aber ich gebe wieder mein Bestes. Die „bessere Version" von uns selbst sollte als eine unerreichte Fiktion betrachtet werden, der ich mich dennoch schrittweise annähern möchte. Diese

Wie bitte? - Svante Christoph Gehring

Fiktion ist gleichsam ein Überlagerungszustand von Plan A, B, C und D, auch hier muss ich Unschärfe zulassen. Meißel ich A in Stein, halt ich u. U. zu lange an Plan A fest, ohne zu erkennen, dass A unerreichbar bleibt und nun eher Plan B gefragt ist. Frust entsteht nur dann, wenn ich festhalte und Unschärfe nicht zulassen möchte oder meinem „inneren Kompass" nicht vertraue. Nur eines ist gewiss, das Ungewisse! Doch dazu später noch mehr…

Entscheidungen fällen oder eben auch nicht

Ich kenne viele unzufriedene Menschen, fast habe ich das Gefühl, unser heutiges Leben in der Freiheit, macht uns immer unglücklicher. Über dieses Paradoxon haben sich schon viele zeitgenössische Philosophen den Kopf zerbrochen. Sind es die vielen Wahlmöglichkeiten und Handlungsoptionen, die uns entweder gar keine Entscheidung treffen lassen oder getroffene Entscheidungen uns mit einem Gefühl

Wie bitte? - Svante Christoph Gehring

zurücklassen, als hätten wir uns falsch entschieden. Ist es die immer schnellere Taktung unseres modernen Lebens, die Informationsflut oder sind es die heutigen Arbeitsbedingungen, die uns fremdbestimmen? Haben wir nicht genug Widerstände, die wir überwinden müssen, weil wir in Freiheit geboren werden? Oder sind wir wieder unfrei, weil wir uns ständig der Welt präsentieren möchten (*Sichwort „neue Medien"*)? Ist es die Schere zwischen Arm und Reich, die unser inneres Gerechtigkeitsempfinden in Aufruhr bringt? Die Liste ist noch lange nicht zu Ende, aber eigentlich will ich hier diesen Fragen nicht weiter nachgehen, denn ich habe eine andere Beobachtung gemacht. Menschen, die mit sich und der Welt unzufrieden sind, treffen keine Entscheidungen. Ihnen fehlt der Mut. Sie haben Angst das Schlechtere zu verlieren, um das Bessere, das aber noch ungewiss ist, zu gewinnen. Vielleicht haben wir in einer Welt, die fast alle Risiken und Unwegsamkeiten abfedert, verlernt, mutige Entscheidungen zu treffen und hinterher ohne erhofften Zugewinn dazustehen.

Wie bitte? - Svante Christoph Gehring

Dabei haben wir in unserer Gesellschaft viele Möglichkeiten, uns zu entfalten. Also, haben Sie Mut, Entscheidungen in Ihrem Leben zu treffen. Ja, Sie werden etwas verlieren, aber ganz sicher auch etwas dazugewinnen. Sicher werden Sie dann feststellen, dass im Nachhinein betrachtet, die eine oder andere Entscheidung hätte anders getroffen werden können. Aber so ist das Leben nun einmal, hätte und wäre zählt nicht, denn wir leben unser Leben nach vorne und nicht rückwärtsgewandt. Sie haben in jedem Fall neue Erfahrungen gesammelt und die machen unser Leben reicher. Und wer hindert Sie eigentlich daran, heute eine neue Korrektur in Ihrem Leben vorzunehmen?

Sich selbst annehmen und dann mit Selbstverantwortung zur Heilung

Heilung ist ein hehres Ziel und man sollte sich damit nicht überfordern! Für mich ist Heilung im weiteren Sinne ein erfolgreiches Leben mit sich und im Ausgleich mit seiner Umgebung zu gestalten.

Wie bitte? - Svante Christoph Gehring

Gesundheit und Krankheit sind dabei für mich nicht wirklich streng getrennt, zeigen Übergänge und sind unbeständig wie alles im Leben (Panta rhei = alles fließt!). Für mich ist das einzig Beständige die Unbeständigkeit und ich akzeptiere diese Wahrheit als Grundprinzip meines Lebens! Oft spüren wir diese Unbeständigkeit nicht, alles läuft stabil. Vielleicht haben wir sogar eher Angst davor, irgendetwas könnte sich in unserem Leben ändern. Dabei ist dies doch gewiss, wir sollten lieber davor Angst haben, dass sich nichts ändert! Leben ist Sein in ständiger Unbeständigkeit, aus der eine gewisse Beständigkeit und Gesundheit erwächst, wenn wir dieses Grundprinzip ohne Angst akzeptieren und gelassen auf die Veränderungen unseres Lebens schauen. So gehören Krankheit und Tod ganz selbstverständlich zum Leben dazu!

Viele *Krankheiten* in unserem Leben kennen eine Heilung, aber es gibt einige Widerstände, fehlende Selbstannahme ist einer. Denn am Anfang jeder Heilung steht das Annehmen seiner selbst und dessen, was ist! Es setzt in gewisser Weise voraus,

Wie bitte? - Svante Christoph Gehring

dass ich mit mir und meiner Vergangenheit im Reinen bin. Unbewältigte Traumata und Konflikte kosten einfach zu viel Kraft. Es setzt auch voraus, dass ich mich mit all meinen Fehlern annehme und den augenblicklichen Zustand akzeptiere, so wie er ist. Wenn ich nicht wahrhaben will, dass ich krank bin, wie soll ich mich dann auf den Weg der Heilung begeben? Wichtig erscheint mir auch, dass ich mich auf dem Weg weiter im *ungetrübten* Wahrnehmen übe. Noch einmal: Wir sind das, was wir denken zu sein und fühlen das, was wir denken zu fühlen. Dabei weiß ich, dass wir aufmerksam sein sollten, denn nicht alles Innen und Außen ist so, wie wir im ersten Moment annehmen. Wir sollten innehalten, eine gewisse Unschärfe aushalten und uns unserer automatisch ablaufenden Programme und Denkfehler bewusst werden. Nach Selbstwahrnehmung, Innehalten, eine gewisse Unschärfe zulassend, nicht alles ergründen zu können, kommt die Selbstannahme. Ich liebe mich mit all meinen Fähigkeiten und Fehlern und das weite ich auf meine Mitmenschen aus. Das Leben

Wie bitte? - Svante Christoph Gehring

ist schön und immer wieder überraschend, ich kann mich in allen Facetten darauf einlassen, so wie ich mich auf mich einlasse.

Unsere Freiheit besteht doch genau darin, dieses zu erkennen und die negativen Seiten unseres Denkens und Fühlens zu beeinflussen und unserem Leben dadurch mehr glückliche Momente zuzuspielen. Dazu dürfen wir nicht nur ein Gespür für uns und andere entwickeln, wir dürfen uns und andere vorbehaltlos annehmen. Jeder von uns hat gute Gründe, *genauso zu sein, wie er ist.* Nur nach der Selbstannahme können wir im nächsten Schritt auch volle Verantwortung für unser Leben übernehmen. Sicher, der Ablauf unseres Lebens mag teils gesellschaftlich, biologisch und kulturell vorgezeichnet zu sein, diesen Prozess aber bewusst und aufmerksam zu begleiten, ist für mich sinnstiftend. Das Leben ist das, wofür ich es halte, ich trage einen Entwurf meines zukünftigen Lebens in mir und noch einen und noch einen anderen. Nur ich habe die Macht, es genauso zu sehen. Da gibt es die kleinen Momente und Zufälle in unseren

Wie bitte? - Svante Christoph Gehring

Leben, in denen sich neue Optionen eröffnen. Aus Plan A wird plötzlich Plan B, der ganz neue Möglichkeiten in sich birgt. Die kann ich aber nur nutzen, wenn ich die Bereitschaft besitze, das Herausfordernde, das Vergängliche, das Unerwartete anzunehmen. Ich benötige die Bereitschaft, das jeweils Beste für mich und meine Lieben daraus zu gestalten. Dies gibt mir eine Position, einen Sinn im Leben und den Mut, Entscheidungen zu treffen, denn ich habe Optionen. Auch die, mein Leben zu korrigieren, wenn Plan B nicht erreicht werden kann. Mit Plan C kann ich auch zufrieden leben, wenn ich A und B vergesse und mein Leben nach vorne lebe und nicht alten Entwürfen nachjammere.

So können wir uns und anderen gegenüber achtsam sein, daraus sogar Kraft schöpfen, indem wir nicht weiter Opfer unserer eigenen Emotionen sind. Opfer zu sein, ist immer schlecht, nicht nur auf dem Weg zur Heilung. Es zwingt uns zu reagieren, statt die Initiative auf unserer Seite zu haben. Einige

Wie bitte? - Svante Christoph Gehring

leben ihr Leben als Opfer, um immer wieder dem Täter zu zeigen, was er angerichtet hat! Dies wird konsequent bis über den Tod des Täters hinaus fortgeführt, wahrscheinlich aus alter Gewohnheit. Die Opferhaltung, die allen anderen und den Umständen die Verantwortung für die jeweilige Erkrankung zuschiebt, ist ein sehr großes Hindernis auf dem Weg zur Heilung: *„Ich selbst habe doch keine Verantwortung für meine Gesundheit, denn das Leben hat mir übel mitgespielt. Die Familie macht mich krank, der Job, der Stress in meinem Leben. Du, lieber Arzt, hast nun die Verantwortung: Mache mir meine Krankheit weg!"* Mit dieser Erwartungshaltung ist oft keine dauerhafte Heilung möglich, ohne Selbstverantwortung geht es nicht. Eine Krankheit ist auch keine Bestrafung des Lebens, sondern eine weitere Herausforderung, eine weitere Chance zu wachsen. Sich als Opfer seines Schicksals, seiner Krankheit oder seiner Gene zu sehen, ist dabei wenig hilfreich. In Genen z.B. sind zwar Veranlagungen festgelegt – auch jene für Gesundheit und Krankheit – aber die

Wie bitte? - Svante Christoph Gehring

Erkenntnisse der Epigenetik zeigen, dass es eine „eigene Prägung unserer Gene" im Laufe des Lebens gibt. Doch wir prägen nicht nur mit unserer Haltung, Erwartung, unseren Gefühlen, unserem Denken und Handeln im Leben unsere Gene, sondern auch unsere Verknüpfungen im Gehirn. Ich bin also der, der ich sein will, wenn ich möchte! Ich alleine entscheide, ob ich mir erlaube, den Schieber mehr in Richtung Gesundheit oder Krankheit bzw. Glück oder Unglück bzw. Erfolg oder Misserfolg zu verschieben!

Wie bitte? Brauchen wir dann gar keine Ärzte mehr? Doc, sind Sie überflüssig!

Ja und Nein! Wie im Mikrokosmos besteht eine gewisse „Unschärferelation". So ist der Beobachter (Arzt) untrennbar mit dem Beobachteten (Patient) verbunden. Sie haben in vielerlei Hinsicht eine wechselseitige Wirkung, beeinflussen sich gegenseitig. Der Beobachter ist nie objektiver Betrachter, sondern nur Teil einer komplementären

Wie bitte? - Svante Christoph Gehring

Wahrheit der „Gesamtwirklichkeit", die für uns Menschen nie voll erfasst werden wird. Alles ist mit Allem verbunden und kann in heilende Resonanz treten, wenn unsere äußeren Heilungsbedingungen mit den inneren in Beziehung treten (*nicht zuletzt durch eine vertrauensvolle, mit gegenseitiger Achtung und Wertschätzung erfüllte Arzt-Patienten-Beziehung*). Also, ich als Arzt kann trotzdem sehr nützlich sein, wenn die Rahmenbedingungen stimmen, die ich ja mit beeinflussen darf. Dabei ist das gegenseitige Vertrauen in der Beziehung zwischen Arzt und Patienten sehr wichtig. Ohne sie wird Heilung schwierig, da ich ohne Vertrauen den Patienten nicht auf den Weg bringen kann, er wird meine Empfehlungen misstrauen. Diese Gedankengänge sind natürlich im weiteren Sinne auf vieles anwendbar.

Auf dem Weg zur Heilung ist ein großer Irrtum, dass Heilung vor allem von außen käme oder vom Umfeld zu erwarten sei. Meistens hält man bereits selbst den Schlüssel in der Hand, muss aber die

Wie bitte? - Svante Christoph Gehring

Tür zur Heilung selbst öffnen. Von außen kommen Impulse, vielleicht auch eine Stabilisierung oder Linderung. Der Arzt kann dabei hilfreich sein, indem er zunächst durch eine bildhafte Sprache die Imaginationskraft anregt und so eine positive Erwartungshaltung des Patienten fördert. Denn positive innere Bilder, die zum Patienten passen, können Heilung initiieren. Soweit dann heilende, sich wiederholende Rituale (*mit und ohne Arzt*) mit den inneren Überzeugungen im Einklang stehen (*es muss passen und stimmig sein*), können sie innere Selbstheilungsmechanismen entfachen. Rituale dürfen gerne durch Berührungen, Bewegungen, Rhythmus (*Atmung, Musik*) und Handlungen angenehm angereichert werden. Wir wissen heute, dass positive Wirkungen einer Medizin z.B. bei Einnahme an gehörte Musik gekoppelt werden kann, sodass diese später ohne die Einnahme weiterwirkt. Dabei darf Medizin ruhig erst einmal aufwendig, teuer, schmerzhaft und bitter sein. Sie soll aber zum Patienten passen! Ein Ritual ist manchmal auch nichts anderes, als das Einnehmen

Wie bitte? - Svante Christoph Gehring

eines Medikaments. Der Patient soll durch ein Ritual eine Art Opfer bringen (*kein Opfer sein*), damit Demut zeigen und seine Angst besiegen! Wie bei jeder Entwicklung können sich dann weitere Widerstände oder Konflikte in den Weg stellen. Mit der Heilung können Fragen auftauchen, die wiederum die Heilung gefährden: „Wie fühlt es sich an, wenn ich gesund bin und keiner sich mehr um meine Krankheit und um mich kümmert?" „Muss ich mir ein Versagen oder Scheitern im Leben eingestehen, wenn ich nicht mehr in die Krankheit flüchten kann?" „Bekomme ich dann noch meine Arbeitsunfähigkeitsrente?". Krankheit kann mitunter als der am besten kompensierteste Zustand eines Menschen angesehen werden, eine Gesundung zur existentiellen Gefahr werden! Manchmal muss auch erst der Arzt das Weltbild erschüttern, damit der Patient durch einen neuen Blickwinkel den Weg zur Heilung freischalten kann. Mit dem Ritual bekommt der Patient dann die Selbstentwicklungshilfe für seinen eigenen Weg. Er soll es auf seine Art und Weise machen.

Wie bitte? - Svante Christoph Gehring

Durch unsere eigene innere Weisheit, evtl. durch hypnotherapeutische Begleitung, wissen wir eigentlich, wie Heilung selbstorganisatorisch, wie alles im Körper und auf dieser Welt „funktioniert". Die Verknüpfung der äußerlich angewandten Rituale mit inneren Bildern der Heilung bringt die Selbstheilung in Gang, wie immer ist dabei die positive Erwartungshaltung und das Vorstellen des wieder hergestellten Gesundheitszustandes unterstützend wirksam.

Es scheint dabei – so meine Erfahrung - eher hilfreich zu sein, mit inneren Bildern das Gute, das Heilige und Heilende zum (Über)Wachsen zu bringen, als das Schlechte, das bösartig Kranke eliminieren zu wollen! Ich kann dies nicht beweisen und es mag bei einigen Menschen anders sein, aber dies ist mein Erfahrungshorizont nach Jahrzehnten der Begleitung von Kranken oder sich krank fühlenden Menschen.

Dabei darf das Ergebnis der Heilung „nicht

Wie bitte? - Svante Christoph Gehring

erzwungen werden" sondern sollte ein wohlwollendes „Offenhalten" beinhalten, denn die Chance zur Heilung birgt schon das eigentlich Heilsame in sich: „Beabsichtigen ohne Absicht!" „Gleichmütig sein!" Den Wunsch zur Heilung sollten wir wie einen Samen einpflanzen, geduldig in Ruhe lassen, nicht vergessen und mit Demut und Dankbarkeit das Wachsen gleichmütig und gelassen erwarten, innerlich fühlen und dadurch fördern! Es muss immer erlaubt bleiben, das Ziel evtl. auch (noch) nicht erreichen zu können, sonst wird der Druck auf das G-Hirn zu groß oder das V-Hirn blockiert mit zwanghaften und störenden Gedanken den Heilungsprozess. Die Akzeptanz der Krankheit und inneren Anspannung ist der Weg zur Heilung und inneren Entspannung! Bei all dem kann der Arzt Begleiter sein, dafür brauchen wir wirklich Ärzte. Als Verschreiber von Pillen, als Beherrscher von Medizintechnik und Behandler von Einzelorganen oder digitaler Patienten brauchen wir sie weniger. Leider wird Letzteres bezahlt, Ersteres nicht. Heilung darf sich nicht als die

Wie bitte? - Svante Christoph Gehring

Reparatur eines Autos vorgestellt werden, sie ist viel komplexer. Ärzte sind auch keine Automechaniker, sondern in erster Linie Zauberer, die die Selbstheilungskräfte in ihren Patienten mit Vertrauen, Einfühlsamkeit, gut gewählten Worten, Berührungen und natürlich auch medizinischem Wissen und Medikamenten fördern.

Die Selbstannahme - selbst im Zustand der Erkrankung - führt den Patienten dann in die Selbstverantwortung. Denn nur er kennt seinen Weg und erkennt die daraus resultierende Verantwortung, aus dem was ist, das Beste für sein Leben zu gestalten. So werde ich selbstwirksam, denn ich halte auf der einen Seite das Leben aus, wie es momentan ist, aber nutze dennoch im rechten Moment die Chancen, die sich mir immer wieder bieten. Ich bin geheilt! So entsteht auch Selbstvertrauen – im wahrsten Sinne des Wortes – von ganz alleine! So führe ich ein angstfreies Leben, vertraue darauf, dass alles was noch kommt, richtig und gut für meine Entwicklung sein wird. Dabei weiß ich aber auch, ich kann nichts erzwingen, ich muss es mit Gleichmut, Dankbarkeit und Bescheidenheit kommen lassen. Letztendlich kann ich selbst durch aktives Nachdenken über Krankheit und Tod innerliche Selbstheilung erfahren, wenn ich auch diese Seite meines Lebens akzeptiere und annehme. So werde ich Teil des großen Ganzen sein, des Kommens und Gehens auf dieser Erde.

Nachwort

Ich weiß immer noch nicht, warum ich dieses Buch geschrieben habe, aber vielleicht ja Sie? Mir hat das Denken, Fühlen und Gedeihen unglaublich Spaß gemacht und gut getan! Was sagen Sie, Herr Kirschte, Sie sollen das letzte Wort haben?

Vielen Dank, lieber Doc,
vieles haben Sie im Buch gesagt, vieles auch nicht. Es sollte weder ein Ratgeber werden noch ein Buch ohne Ende. Mir hat es unglaublich viel Spaß gebracht. Der Doc und ich haben viele gemeinsame

Wie bitte? - Svante Christoph Gehring

Reisen -gedanklich- unternommen und die unglaublichsten Dinge dabei erlebt. Science Fiktion ist dagegen langweilig. Vielleicht schreibe ich irgendwann einmal ein Buch mit meinem Arzt darüber ☺. Ich habe gelernt mich darauf einzulassen und meinem Unterbewusstsein die Chance gegeben, mit mir zu reden. Sie glauben nicht, dass das geht? Probieren Sie doch einmal etwas Neues aus und lassen sich darauf ein. Treffen Sie mutige Entscheidungen! Sie müssen allerdings den richtigen Arzt finden und das notwendige Vertrauen einbringen. Als mich der Doc damals fragte, ob ich mir vorstellen könne, bei der Gestaltung des Buches als Co-Autor mitzuwirken, brauchte ich gar nicht lange zu überlegen. Ich habe das als neue Herausforderung angenommen. Auch wenn damit sehr persönliche Gedanken oder Dinge aus meinem Leben öffentlich werden. Ist mir doch egal, was die anderen über mich denken. Der Reiz an dem Buch liegt für mich auch darin, dass es außergewöhnlich authentisch ist. Hier sprechen Arzt und Patient miteinander. Das ist also kein

Wie bitte? - Svante Christoph Gehring

einseitiger Bericht eines Arztes, der sein Ego aufpolieren möchte, weil er glaubt, er wisse alles besser. Dass was sie gelesen haben, habe ich in den letzten Jahren real erleben dürfen. Sie erfahren hier die Gedanken beider Seiten: Arzt-Patient. Es ist also ein sehr persönliches Buch. Eines liegt mir allerdings noch am Herzen, nämlich das, was mir von allen Dingen am schwersten fällt: das Üben, Üben, Üben. Es reicht nicht aus, es zu wollen. Sie müssen es auch machen. Es reicht nicht aus, es zu beginnen, Sie müssen es auch weitermachen. Er reicht auch nicht aus, es weiterzumachen, Sie dürfen nicht aufhören!

Wie bitte? - Svante Christoph Gehring

Wie bitte? - Svante Christoph Gehring

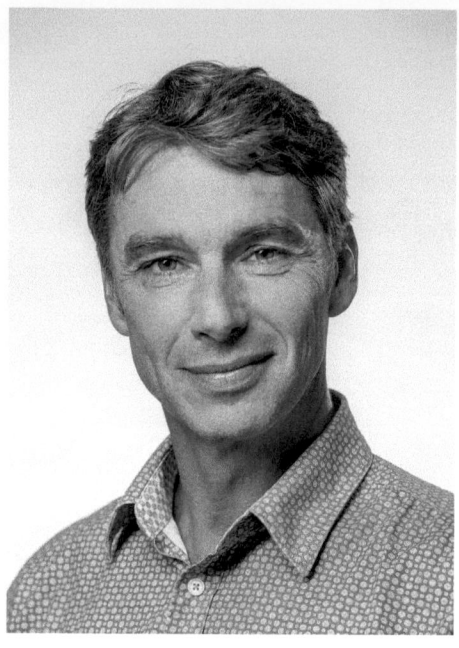

Svante Christoph Gehring, Jahrgang 1963, verheiratet, 4 Kinder und 1 Enkelkind. Er ist niedergelassener Internist, Hausarzt und Hypnotherapeut. Seit vielen Jahren engagiert in sozialen Projekten und ärztlichen Standesorganisationen mit Schwerpunkt medizinischer Versorgungsprojekte z. B. Arzneimitteltherapiesicherheit.

Wie bitte? - Svante Christoph Gehring

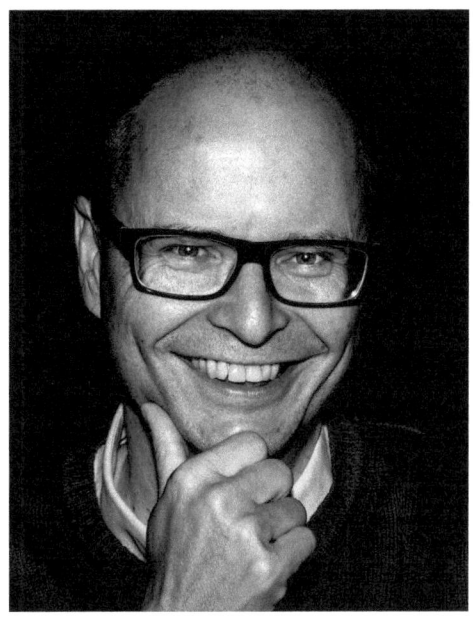

Michael Kirschte, Jahrgang 1964, verheiratet, 4 Kinder und 2 Enkelkinder. Er ist ein Kind der Küste und an der Ostsee aufgewachsen. Von Beruf ist er Versicherungsfachwirt und arbeitet bei einem Versicherungsunternehmen als Projektleiter. In seiner Freizeit engagiert er sich in diversen sozialen Projekten und widmet sich der Fotografie.

Wie bitte? - Svante Christoph Gehring